婴幼儿托育服务与管理专业规划教材

杨晓萍　李姗泽　总主编

婴幼儿卫生与保健

主　编：李姗泽　滕秋琳　杨小利
副主编：吕　利　明小樱　曹春梅
杨　婷　谢元亭

西南大学出版社
国家一级出版社　全国百佳图书出版单位

图书在版编目(CIP)数据

婴幼儿卫生与保健 / 李姗泽, 滕秋琳, 杨小利主编
. — 重庆 : 西南大学出版社, 2022.8
ISBN 978-7-5697-1402-9

Ⅰ. ①婴… Ⅱ. ①李… ②滕… ③杨… Ⅲ. ①婴幼儿
- 卫生保健 Ⅳ. ①R174

中国版本图书馆CIP数据核字(2022)第141232号

婴幼儿卫生与保健

YINGYOU'ER WEISHENG YU BAOJIAN

主　编　李姗泽　滕秋琳　杨小利

总 策 划：杨　毅　杨景罡
执行策划：钟小族　张燕妮
责任编辑：张燕妮
责任校对：鲁　艺
装帧设计：闰江文化
排　　版：黄金红
出版发行：西南大学出版社
重庆·北碚　邮编：400715
印　　刷：重庆紫石东南印务有限公司
幅面尺寸：185mm×260mm
印　　张：11.5
字　　数：226千字
版　　次：2022年9月　第1版
印　　次：2022年9月　第1次印刷
书　　号：ISBN 978-7-5697-1402-9
定　　价：46.00元

婴幼儿托育服务与管理专业规划教材

扫码获取本书教学资源

总序

0~3岁婴幼儿阶段是一个人生命中最快速发展的时期，亦是人生的重要奠基期。婴幼儿成长需要一个儿童友好社会，需要一个完整的社会教育架构，以保证每个家庭中的每一个孩子都能在其黄金三年得以健康成长。由此，架构一个完整的有利于婴幼儿健康成长的托育服务体系，并在高校培养相应的人才是中国教育体系刻不容缓的任务。

婴幼儿托育服务质量不仅关乎婴幼儿的健康成长，而且关乎人民群众的获得感、幸福感和安全感。近年来，国务院、教育部相继出台了一系列政策，对婴幼儿托育事业进行规划和布局。2017年10月，党的十九大报告明确提出"幼有所育"，并将其作为国家七大民生工程之首。2021年3月，《中华人民共和国国民经济和社会发展第十四个五年规划和2035年远景目标纲要》中特别强调"发展普惠托育服务体系，健全支持婴幼儿照护服务和早期发展的政策体系"。2021年12月，国家发展改革委等部门联合印发了《"十四五"公共服务规划》，指出"着力构建多元化、多样化、覆盖城乡的婴幼儿照护服务体系，积极引导社会力量举办托育服务机构……依法逐步实行婴幼儿照护工作人员职业资格准入制度"。

构建规范普惠的婴幼儿托育服务体系对于改善我国人口结构、积极应对人口老龄化、保持我国人力资源禀赋优势等方面具有重要意义。尽早研究、大力发展婴幼儿托育服务体系，建立健全相关的政策制度设计，是事关国家发展与安全、关乎国计民生的重要任务，这离不开大量高素质专业人才作为支撑。目前，我国托育服务从业人员队伍建设主要存在数量不足、人员素质参差不齐、托育服务人才培养和培训体系尚未形成等短板，应拓宽培养培训渠道，着力建设一支品德高尚、富有爱心、敬业奉献、素质优良的托育服务人才队伍。

本套教材依据《职业教育专业目录(2021年)》，按照《托育机构设置标准(试行)》《托育机构管理规范(试行)》《托育机构保育指导大纲(试行)》等重要文件精神进行编写，涵盖了婴幼儿托育服务与管理专业主要基础课程和专业核心课程，共包含23本教材。在编写过程中力求创新，努力打造自己的优势和特色。

第一，充分体现医教融合，指向岗位实际需求。本套教材的编写团队由师范院校、医学院校和企业团队构成，积极促成高校、医院与早教机构联合开发应用型课程，共同聚焦“医教融合”托育服务新模式下的岗位核心能力，着力体现人才培养的前瞻性和适应性。

第二，结合工作流程制定项目学习任务，符合高职“三教”改革趋势。立足职业教育的类型特点和经济社会发展对技术技能型人才的需求，探索活页式新形态教材开发的思路和方法，是职业教育“三教”改革的重要内容。本套教材积极探索提高实践能力为引领的人才培养流程，对接职业岗位标准，将工作任务转化为项目，将专业知识与技能转化为岗位能力，以项目为纽带、工作任务为载体、工作过程为导向，构建教材内容。融合学校和企业人员，共同编写理实一体、书证融通的工作手册式、活页式新形态教材。

第三，体现岗位能力要求，让学习者提前了解真实工作应用场景。本套教材以学习者发展为根本，以学习产出为导向，关注实践性教学内容，重视解决工作实际问题。在内容设计上，以典型工作任务、案例为载体组织教学单元。立足真实工作情景，采用大量真实案例及拓展阅读素材，帮助学习者在了解基本理论的前提下，更好地面对、解决工作中遇到的实际问题。

第四，配备丰富教学资源，视频展示实操技能。本套教材在设计上注重实操性，通过操作视频、题库、案例集等数字资源，为学习者创设真实详细的任务情境，增强学习过程的综合性、趣味性、挑战性，使学习者在主动建构、合作共研的过程中获得新知、提升经验。此外，编写团队还重视教材的实用性和灵活性，打造“纸质教材+数字化教材”协同互补的新形态教材体系，以期提高教学实效。

本套教材的顺利付梓得益于所有参编人员的辛劳付出和西南大学出版社的积极协调与沟通。在此向参与此次编写活动的全体人员表达我们的敬意。同时，教材写作难免有疏漏或不足之处，我们将在教材使用中进一步总结反思，不断修订完善，恳请各位同行不吝赐教。

李姗泽

2022年7月

前言

自《国家中长期教育改革和发展规划纲要(2010—2020年)》在第二部分发展任务中提出“重视0至3岁婴幼儿教育”以来,我国在政策、经费、人员等方面不断加强对0~3岁婴幼儿教育的支持力度,有效地提升了社会各界对0~3岁婴幼儿教育的关注。随着我国社会经济的发展及生育政策的变化,人们对婴幼儿托育服务的需求日益增长。深化对0~3岁婴幼儿心理发展与教育的认识和重视,是实施婴幼儿科学照护和教育的重要前提。

本教材分别从婴幼儿生理发育特点及保健要点,婴幼儿生长发育与评价,婴幼儿心理健康,托育机构的卫生与保健及托育机构建筑、设备与用具卫生等方面为学习者开展学习与工作提供相应的启发与指导。该教材从任务出发,以案例为载体,让学习者主动解决实际问题,再把解决问题所需要的理论知识以学习支持的形式呈现,能够更大程度上加深学习者对于理论知识的理解,也增强了该教材的实践性,以及学习者利用理论知识解决实际问题的能力。

本书是以婴幼儿托育服务岗位需求为依据、以任务为导向编写的一本项目式教材。在校企双元合作,精简理论的丛书编写方针指导下,本书指向岗位实际需求,构建工作情景,让学生提前了解真实工作应用场景。本书注重理论与实践相结合,是一本主要针对婴幼儿托育服务与管理专业学生所编写的基础理论性核心教材,也可作为其他相关专业的专业课程教材。

本书的编写团队是高校教师、幼儿园教师及儿童医院一线工作者共同组成。项目一的编写由重庆青年职业技术学院滕秋林与眉山职业技术学院吕利及重庆金童佳儿童医院明小樱共同完成;项目二由重庆幼儿师范高等专科学校杨小利负责编写；项目三由重庆资源与环境保护职业学院曹春梅负责；项目四由重庆市大渡口幼儿园杨婷负责；项目五由重庆资源与环境保护职业学院谢元亭负责。特别感谢西南大学教育学部李姗泽教授，在前期的框架设置及后续的编写过程中进行多次的指导，为编写提供了许多建设性意见。同时也特别感谢西南大学教育学部杨晓萍教授对本教材的帮助与指导。

由于编者的水平有限，书中难免存在一些疏漏和不妥之处，希望各位老师及读者能够批评指正！

本书编委会

2022年7月

目录

项目一

婴幼儿生理发育特点及保健

项目目标

知识目标：

1. 了解0~3岁婴幼儿各大系统生理发育的特点。

2. 掌握0~3岁婴幼儿各大系统的保健要点。

技能目标：

1. 能够根据0~3岁婴幼儿生理发育的不同特点选择适当的保健方法。

2. 能够根据0~3岁婴幼儿生理发育的不同特点及保健要点，针对不同婴幼儿制订适当的保健方案。

情感目标：

1. 热爱婴幼儿，尊重生命，成为有方法、有爱心、有知识的婴幼儿健康照护者。

2. 以认真、负责、严谨的工作态度面对每一位婴幼儿。

学习重难点

学习重点：掌握0~3岁婴幼儿各大系统的特点。

学习难点：灵活运用0~3岁婴幼儿各大系统的保健要点，为婴幼儿制订适当的保健方案。

思维导图

- 婴幼儿生理发育特点及保健要点
  - 婴幼儿运动系统的特点及保健要点
    - 婴幼儿运动系统的生理特点
    - 婴幼儿运动系统的保健要点
  - 婴幼儿消化系统的特点及保健要点
    - 婴幼儿消化系统的生理特点
    - 婴幼儿消化系统的保健要点
  - 婴幼儿呼吸系统的特点及保健要点
    - 婴幼儿呼吸系统的生理特点
    - 婴幼儿呼吸系统的保健要点
  - 婴幼儿泌尿系统的特点及保健要点
    - 婴幼儿泌尿系统的生理特点
    - 婴幼儿泌尿系统的保健要点
  - 婴幼儿生殖系统的特点及保健要点
    - 婴幼儿生殖系统的生理特点
    - 婴幼儿生殖系统的保健要点
  - 婴幼儿循环系统的特点及保健要点
    - 婴幼儿循环系统的生理特点
    - 婴幼儿循环系统的保健要点
  - 婴幼儿神经系统的特点及保健要点
    - 婴幼儿神经系统的生理特点
    - 婴幼儿神经系统的保健要点
  - 婴幼儿内分泌系统的特点及保健要点
    - 婴幼儿内分泌系统的生理特点
    - 婴幼儿内分泌系统的保健要点
  - 婴幼儿免疫系统的特点及保健要点
    - 婴幼儿免疫系统的生理特点
    - 婴幼儿免疫系统的保健要点
  - 婴幼儿感觉器官的特点及保健要点
    - 婴幼儿感觉器官的生理特点
    - 婴幼儿感觉器官的保健要点

任务一
婴幼儿运动系统的特点及保健要点

任务描述

婴幼儿运动发育主要分大运动及精细运动两部分，处于不同年龄阶段的婴幼儿运动系统有着不同的发展规律。通过本任务的学习能够掌握0~3岁婴幼儿运动系统发展的特点，以及与之相适应的保健要点，有助于保教工作者树立科学的教养观念，为以后的学习及工作打下夯实的基础。

1. 分小组讨论，完成工作表单1。
2. 分析案例《甜甜奶奶的烦恼》，完成工作表单2。
3. 小组合作，完成工作表单3。

任务准备

1. 明确讨论主题、任务与内容。
2. 分组，5~8人一组，选定小组长或主持人。
3. 选择讨论地点，排列座位。座位应圆圈式或马蹄形。

任务实施

工作表单1

小组讨论

运动系统在婴幼儿生长发育过程中有着十分重要的作用。小组讨论：0~3岁婴幼儿运动系统发育的特点有哪些？照护者在照护过程中应该注意哪些事项？

特点	注意事项

工作表单2

案例分析

甜甜奶奶的烦恼

甜甜已经出生6个月了，平时都是奶奶悉心照护。有一天，甜甜妈妈下班回家，看到奶奶站在甜甜身后，双手向上拉扯着甜甜的小臂，在奶奶的帮助下，甜甜勉强能够直立行走。这时妈妈大声呵斥，并在事后强烈指责了甜甜奶奶的行为。

请分析案例中甜甜奶奶的行为是否合理？为什么？

行为是否合理	原因

工作表单3

小组合作

某托育机构计划开展促进0~3岁婴幼儿精细运动发展的系列活动，请从0~3岁婴幼儿精细运动发展的特点出发，制订符合某月龄段婴幼儿开展的具体活动方案。

活动方案名称	
活动目的	
活动对象	
活动准备	
活动过程	
活动反思	

任务分析

运动系统在婴幼儿生长发育过程中有着十分重要的作用，因此，掌握0~3岁婴幼儿运动系统的特点及保健要点，对于婴幼儿照护者而言是十分必要的。通过该任务的学习及实践，运用理解、分析、讨论等学习方法，深入理解0~3岁婴幼儿运动系统的生理特点，并依据不同的特点及婴幼儿的特殊情况，选择适应的保健方法，为后续的工作打下夯实的基础。

学习支持

一、婴幼儿运动系统的生理特点

(一)婴幼儿骨骼的生理特点

婴幼儿的骨骼还没有生长发育完全，相较于成人的骨骼，婴幼儿骨头中有机物含量较高，所以婴幼儿骨骼的弹性大、可塑性强，因此婴幼儿不易发生骨折，但容易因为各种不良原因造成骨骼变形。随着年龄的增长，骨内无机物含量逐渐增加，骨骼的硬度也随之增加。

新生儿的颅骨尚未发育完全，颅顶各骨的连接处仅由一层结缔组织膜相连，称为囟门。随着机体的生长发育，婴幼儿的颅骨逐渐骨化，前囟门在出生后12~18个月会闭合，后囟门在出生后的3~4个月内闭合。

婴幼儿出生时腕骨都是软骨，随着年龄的增长逐渐骨化，13~16岁才能完全骨化。

人出生时，脊柱只有骶曲，随着动作的不断发展，婴幼儿逐渐形成脊柱的生理弯曲。

(二)婴幼儿骨连接的生理特点

婴幼儿的关节窝较浅，周围韧带较松，关节的灵活度较强，但固定性较差，在外力的作用下很容易造成脱臼。

婴幼儿的足弓形成一般在4~6岁。婴幼儿足弓周围韧带较松弛、肌肉细弱，若长时间站立、行走，都容易形成扁平足，特别是肥胖的婴幼儿。

(三)婴幼儿骨骼肌的生理特点

婴幼儿肌肉中水分较多，蛋白质及储存的糖原较少，因此肌肉收缩能力差，容易产生疲劳，但新陈代谢旺盛，通过休息，可以快速消除疲劳。

婴幼儿大肌肉发育早，小肌肉发育晚。婴幼儿1岁左右学会走路，3岁左右四肢活动协调，而小肌肉群，如手指等发育较晚。

二、婴幼儿运动系统的保健要点

（一）制订符合婴幼儿动作发展规律的训练计划

0~3岁婴幼儿的动作发展有着一定的规律性，从整体到分化，从上部到下部，从大肌肉到小肌肉，从中央部分到边缘部分，从无意到有意。两三个月的婴儿在成人的逗引下，会开心得手舞足蹈，到了8个月能够两根手指捏起东西，这是从整体到分化，从大肌肉到小肌肉的一个发展规律。抬头、翻身、坐、爬、站、行走，这是上部到下部的一个发展规律。先抬头翻身，后二指捏，是从中央部分到边缘部分的一个发展规律。从两三个月手舞足蹈，到两岁可以听从指令把垃圾扔进垃圾桶，是从无意到有意的一个发展规律。

1.不同月龄婴幼儿大运动发展特点。

1个月俯卧时逐渐将头抬起，不能稳住，会倒下来。

2个月抬头45°，依然会倒下来。

3个月抬头45°~90°，胸部可离开床面。

3~4个月开始翻身，从仰卧到侧卧，有的能俯卧。

4个月扶坐时能竖颈。

5个月抬头90°。

6个月能从俯卧翻至仰卧，手支撑脚坐稳片刻，扶站时双下肢可承重（但不要练习）。

7个月打滚，坐稳时身体可直立。开始学习爬行，俯卧时后退或原地转圈。

8月龄匍匐前进。

8~9月龄，手膝爬，也就是肚子离地四点位爬，可扶站1~2分钟。

10个月扶站扶走。

一岁到一岁三个月独立行走，扶着手上下楼梯。

一岁三个月到一岁半，能弯腰捡东西，走路稳，很少摔跤，开始学习跑。

一岁半到两岁，跑和倒退走，会绕过障碍物。

两岁到两岁半，独立上下楼梯、双脚跳、立定跳远、单脚站、骑三轮车拐弯。

两岁半到三岁，双脚交替上下楼梯、立定跳远、单脚跳。

2.不同月龄婴幼儿精细运动发展特点。

1~2个月，手握拳，可伸展手指。

3个月长时间吸吮手，看自己的手，双手抓在一起，企图触摸或抓握玩具，手抓玩具时，可放进口里。

4~5个月伸手抓握玩具并放进口中，开始敲打东西。

6个月，双手同时握住玩具，摇摇铃，玩具换手，扔、摔东西。

7~8个月大拇指协同其他四指对捏物品,敲打物品动作出现。

9~10个月,拇食指捏小物品,手指放进小孔,能将玩具从抽屉中取出。

11~12个月,学习翻书,拿笔乱涂乱画,用手将盖子盖上或打开。

13~15个月,搭3~4块积木,用棒状物插入小孔,开始逐渐使用工具。

16~18个月模仿画线条,把小物品从小瓶中取出,会翻书。

一岁半到两岁,折飞机,逐页翻书,能将圆形、方形积木放入相应的孔内,自己脱袜子。

两岁到两岁半,会串珠,把积木搭成桥或者火车等。

两岁半到三岁,模仿画横线、竖线和圆,会用橡皮泥捏出形状。

(二)培养婴幼儿保持良好的姿势

在日常生活中,养成正确的坐姿、站姿,防止骨骼变形。照护者要随时提醒并纠正婴幼儿的不良姿势,并做好榜样。

(三)开展适当的室外体育锻炼活动

体育锻炼可以促进婴幼儿运动系统的发育,促进骨骼和肌肉的增长。适当的室外活动可以接受阳光的照射,使人体生成维生素D,促进钙、磷的吸收。

(四)提供充足的营养

运动系统的发育需要十分充足的营养,如蛋白质、钙等。合理的膳食是保证婴幼儿运动系统生长发育的重要条件。

(五)减少影响婴幼儿运动系统发展的因素

1.避免过早坐、站、走。

2.不宜睡太软的床。

3.避免过度牵拉婴幼儿的手臂。

4.不要穿不合身的衣鞋。

三、活动实施

宝宝爬爬爬

适用年龄

10月龄。

游戏目标

创设游戏氛围,为婴儿手膝爬行创设条件,提升婴儿手膝爬行的能力。

游戏准备

物质准备:爬爬垫、多种动物玩偶。

经验准备:婴儿已具备一定的手膝爬行经验。

游戏过程

1.将婴儿放在爬爬垫的开始端,助教跪坐在婴儿旁。

2.教师跪坐在婴儿前方1.5米处,拿着动物玩偶吸引婴儿注意。

3.当婴儿开始爬行时,教师不断后退,助教则在婴儿身旁保障婴儿安全。

4.可同时组织2~4名婴儿同时进行爬行比赛,增强互动。

注意事项

1.游戏过程中注意婴儿的安全问题。

2.合理安排游戏时间及强度,不宜过长,仔细观察婴儿身体情况。

球球真好玩

适用年龄

24~36月龄段。

游戏目标

1.锻炼腰部肌肉,并知道换手。

2.培养控制力及身体的协调性。

游戏准备

物质准备:呼啦圈、皮球、音乐。

游戏过程

1.教师示范传球,要求站在圈内,两人背靠背身体不要动。腰部扭转,换手传球。

2.请幼儿和家长练习,教师指导。

3.要求幼儿把球放在两膝的中间,夹紧自由跳。

4.家长配合幼儿完成此项活动。

任务评价

一、教学评价

主题	内容	优秀	良好	一般	较差	很差
学习态度	能准时参加全部课程,按时提交作业,及时查阅教师上传的学习材料。	5	4	3	2	1
专业知识	了解婴幼儿运动系统的特点,掌握婴幼儿运动系统的保健要点。	5	4	3	2	1
研讨精神	积极参与讨论,对其他人的发言能提出合理的分析和见解。	5	4	3	2	1

续表

主题	内容	优秀	良好	一般	较差	很差
团队协作	能很好地融入小组讨论，共同推进学习进程。	5	4	3	2	1
沟通交流	能够清晰准确地表达自己的观点，与他人交流时态度语气恰当。	5	4	3	2	1
人文素养	能够关注婴幼儿保健等人文知识，有意识地树立职业精神。	5	4	3	2	1
信息素养	会检索常见的婴幼儿保健等专业文献数据库，主动阅读相关文献。	5	4	3	2	1
实践应用	能根据婴幼儿运动系统的特点，对婴幼儿采取合理的保健措施。	5	4	3	2	1
自我小结						

二、企业评价

主题	内容	优秀	良好	一般	较差	很差
专业能力	掌握婴幼儿运动系统的生理发育特点，准确把握婴幼儿运动系统的保健要点。	5	4	3	2	1
规范操作	根据婴幼儿动作发展顺序等，设计并组织合理的活动。	5	4	3	2	1
安全防护	在实践过程中，把婴幼儿的安全放在首位，能采取适当的安全防护行为。	5	4	3	2	1
关怀意识	具有关怀意识，在操作过程中，注意婴幼儿的活动体验。	5	4	3	2	1
自我小结						

任务二
婴幼儿消化系统的特点及保健要点

任务描述

消化系统是人体十分重要的部分。人体必须不断从外界摄入营养,以维持正常的生命活动。本任务主要分析0~3岁婴幼儿消化系统的特点,并针对这些特点提出保健建议,以供保教工作者学习及工作中参考。

1.分小组讨论,完成工作表单1。

2.分析案例《"贪吃"的轩轩》,完成工作表单2。

3.小组合作,完成工作表单3。

任务准备

1.明确讨论主题、任务与内容。

2.分组,5~8人一组,选定小组长或主持人。

3.选择讨论地点,排列座位。座位应圆圈式或马蹄形。

任务实施

工作表单1

小组讨论

消化系统由消化道与消化腺两部分组成,消化系统的主要功能就是消化食物、吸收营养,并把残渣排出体外。

小组讨论:0~3岁婴幼儿消化系统发育的特点有哪些?照护者在照护过程中应该注意哪些事项?

特点	注意事项

工作表单2

案例分析

"贪吃"的轩轩

三个月大的轩轩奶量日渐增多,而且每次喂完奶后都会发生严重的溢奶情况,轩轩的妈妈却不以为然。每次只要轩轩一哭闹,轩轩妈妈便认为是轩轩肚子又饿了,随即泡上300多毫升的牛奶让轩轩"住嘴"。轩轩的奶奶也因此十分自豪,觉得自己的孙子是个能吃的好孩子。

请思考:轩轩家长的做法是否合理?为什么?

行为是否合理	原因

工作表单3

问题调查

调查题目:0~3岁婴幼儿消化系统问题调查。

调查目的:针对0~3岁婴幼儿消化系统卫生保健方面存在的问题,结合所学的专业知识,提出建设性的教养意见。

调查对象:0~3岁婴幼儿的家长。

调查内容:0~3岁婴幼儿在消化系统卫生保健方面所存在的问题,如错误的饮食习惯等。

以小组为单位撰写调查报告,并汇报。

问题	建议

任务分析

通过该任务的学习及实践，运用分析、讨论等学习方法，深入理解、分析0~3岁婴幼儿消化系统的生理特点，依据现实中不同的情况，选择适当的保健方法。让学生在任务中从实践到理论再回归到实践中，为后续的工作打下夯实的基础。

学习支持

一、婴幼儿消化系统的生理特点

消化系统由消化道与消化腺两部分组成，消化道由口腔、咽、食道、胃、小肠、大肠及肛门组成，消化腺主要包括唾液腺、肝和胰以及分布在消化管壁内的胃腺、肠腺等，如图1-1所示。

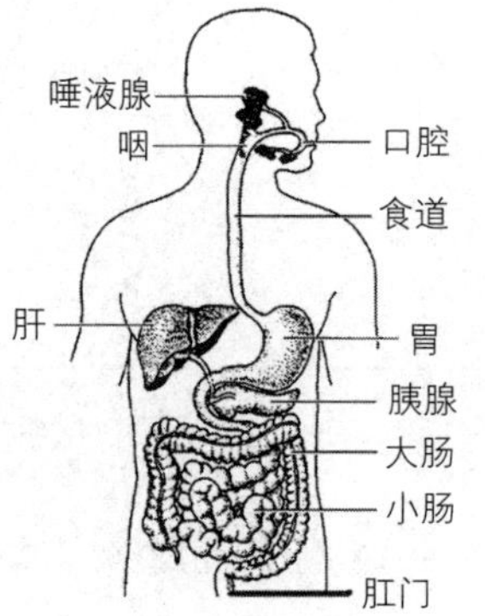

图1-1　消化系统的组成

（一）婴幼儿消化道的生理特点

1. 婴幼儿口腔的生理特点。

口腔是消化道的开始。婴幼儿口腔黏膜十分柔嫩，容易造成破损从而引发感染。婴幼儿的舌较成人短且宽，不够灵活，容易影响咀嚼及发音。

婴幼儿的乳牙萌出是有先后顺序的，新生儿没有牙齿，牙齿一般在6个月时才开始萌出。最先萌出的是下中切牙，即为下门牙，然后是上乳中切牙、上乳侧切牙、下乳侧切牙、第一乳磨牙、乳尖牙，最后是第二乳磨牙，如图1-2所示。

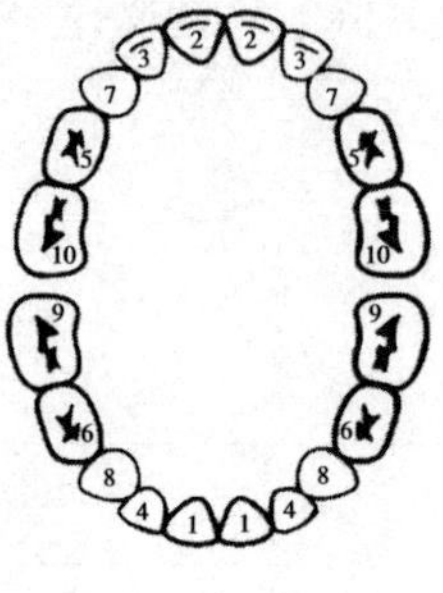

顺序	牙齿	萌出时间
1,2	乳中切牙	6~12月
3,4	乳侧切牙	8~10月
5,6	第一乳磨牙	12~16月
7,8	乳尖牙	16~20月
9,10	第二乳磨牙	20~30月

图1-2　乳牙萌出的顺序及时间

婴幼儿的乳牙可以咀嚼食物、帮助消化，也有助于颌骨的正常发育。但是婴幼儿的乳牙牙釉质较薄，牙本质较软，故容易被腐蚀而造成龋齿。

2. 婴幼儿食道的生理特点。

食道是输送食物的肌性管道。婴幼儿的食道较成人短且狭窄，黏膜薄嫩，管壁肌肉组织和弹性纤维不发达，因此容易受损，发生胃食管反流，引发呕吐。

3. 婴幼儿胃的生理特点。

胃的上口为入口，称为贲门。婴幼儿的贲门比较松弛，且胃呈水平位，故易发生溢奶和呕吐。

婴幼儿的年龄越小，胃容量越小。新生儿的胃容量为30~60mL，1~3个月时为90~150mL，1岁时为250~300mL，5岁时为700~850mL。因此成人在喂养过程中应参照婴幼儿胃容量的大小，避免暴饮暴食。此外，婴幼儿的胃壁较薄，胃液中消化酶含量较少，故消化能力较差，容易导致消化不良。

4. 婴幼儿肠道的生理特点。

相较于成人而言，婴幼儿的肠道的总长度较长，所以有较强的吸收能力，但肠黏膜薄嫩，也易吸收有害物质从而导致疾病的发生。由于婴幼儿肠壁肌层和弹力纤维发育得不完全，蠕动能力较弱，因此婴幼儿消化能力较差。

此外，婴幼儿肠系膜柔软而细长，且尚未发育完全，所以肠的固定能力较差，导致肠的位置不稳定，容易发生脱肛、肠套叠等疾病，如若发生此情况应及时就医。

（二）婴幼儿消化腺的生理特点

1. 婴幼儿唾液腺的生理特点。

新生儿的唾液从出生时就已形成，但是唾液少，口腔较干燥。3~4个月后唾液量逐渐增多，6~7个月的婴幼儿唾液腺发育完全，唾液大量分泌，但婴幼儿口腔较浅，且不会及时吞咽唾液，易导致唾液流出口腔，造成生理性流涎，随着年龄的增长会逐渐消失。

2. 婴幼儿肝脏的生理特点。

婴幼儿的肝脏相对较大，新陈代谢较为旺盛。新生儿肝脏酶系统尚未发育完全，容易造成生理性黄疸。

资料链接

生理性黄疸[1]

生理性黄疸是指由新生儿体内胆红素浓度过高而引起的皮肤黏膜黄染现

①易宵，冯永娜.0-3岁婴幼儿卫生与保健[M].镇江：江苏大学出版社，2021.

象，主要表现为新生儿面部、颈部和躯干皮肤，以及眼球的颜色呈浅黄色，一般无其他不良症状。

生理性黄疸一般在新生儿出生后2~3天内出现，4~6天时最严重，足月儿一般在7~10天消退，早产儿则需2~4周才能消退。生理性黄疸无须特殊治疗，保证新生儿的乳汁摄入量，让其多吃多排，便有利于生理性黄疸的减轻和消退。

婴幼儿肝脏的糖原贮备较少，饥饿时容易导致低血糖。婴幼儿肝细胞发育不完善，肝功能不成熟，分泌的胆汁较少，故对脂肪的消化吸收能力较差，且解毒能力较差，容易发生药物中毒等情况。

3.婴幼儿胰的生理特点

婴幼儿的胰腺已具有成人所具有的各种消化酶，但由于尚未发育完善，消化能力较弱，容易发生消化不良。

二、婴幼儿消化系统的保健要点

（一）口腔保健

1.注意口腔卫生。

应从小培养婴幼儿注意口腔卫生的习惯。新生儿每天应用无菌棉纱布清洁口腔。照护者应为婴幼儿选择合适的工具，引导婴幼儿学习正确的刷牙方法。

2.树立正确的用牙习惯。

不良的习惯会导致各种问题的产生，如牙齿排列不整齐、牙齿松动等，因此需要纠正婴幼儿不良的用牙习惯、如吮吸手指、咬硬物等，帮婴幼儿树立良好的用牙习惯。

3.形成良好的饮食习惯，定期牙齿检查。

婴幼儿在饮食上要注意营养搭配，少吃高甜的食物，多吃蔬菜水果和含钙量高的食品，吃甜食后要及时漱口或刷牙。定期检查牙齿，至少半年或者一年检查一次，以便及时发现问题，并进行干预治疗。

（二）良好进餐习惯的养成

首先，养成餐前洗手、餐后擦嘴的良好进餐习惯；其次，进餐过程中要细嚼慢咽、不挑食，有助于食物的充分吸收，均衡营养；再次，进餐过程中不要大喊大闹，饭后避免剧烈运动；最后，进餐应定时定量，避免暴饮暴食，养成少吃零食的好习惯。

（三）良好排便习惯的养成

婴幼儿应养成定时排便的好习惯，不要让婴幼儿憋着，以免形成习惯性便秘;养成排便的好习惯,不久蹲、不在排便时玩玩具等,排便时间一般5~10分钟为宜。婴幼儿可适当增强运动,多吃蔬菜、水果等高纤维食物,促进肠胃蠕动,减少便秘的概率。

三、活动实施

如何规范冲泡奶粉

适用年龄

0~3岁各月龄段。

活动目标

掌握冲泡奶粉的正确方法。

活动准备

物质准备:奶瓶、奶粉、清洁工具、锅等。

活动过程

1.清洁奶瓶。

(1)冲洗奶瓶前,将剩余奶倒出。

(2)将奶瓶全部拆开。

(3)用清水冲洗干净。

(4)滴入适量的奶瓶清洗液,用奶瓶刷仔细刷洗奶瓶内部及瓶口螺纹处。

(5)将奶嘴与奶嘴座拆开清洗。

(6)用清水冲洗干净后,进行消毒。

2.温开水倒入奶瓶。

把40℃的白开水倒入奶瓶(不同月龄段选择不同的水量)。

3.量取奶粉。

用奶粉勺量取匹配水量的奶粉,倒入奶瓶中。

4.融入奶粉。

双手握住奶瓶壁并左右来回搓动直至奶粉完全溶于水中,切勿上下摇晃。

5.检测温度及流速。

将奶瓶倒置,在手内侧滴一滴,确定温度、流速适宜。

注意事项

1.冲泡奶粉前清洁双手。

2.不要把未喝完的奶再次加热并喂养。

3.不要盲目增加奶粉的浓度。

4.不要用纯净水冲泡奶粉。

婴幼儿拍嗝

适用年龄

0~6月龄段。

活动目标

掌握婴幼儿拍嗝的正确方法。

活动过程

1. 竖抱拍嗝法：将婴幼儿竖着抱起来，让婴幼儿的头靠在照护者的一边肩膀上，另一只手轻轻拍婴幼儿的后背，位置在后背与脖子的中间位置，促使婴幼儿打嗝。如图1-3所示。

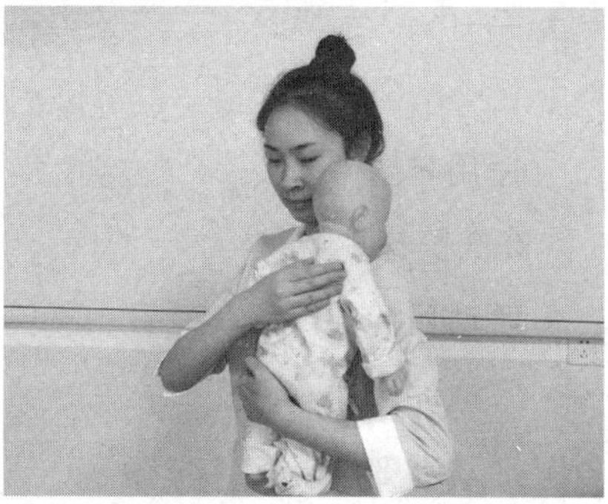

图1-3　竖抱拍嗝法

2. 坐式拍嗝法：把婴幼儿放在照护者一侧的大腿上，使婴幼儿呈坐的姿势，身体略前倾。照护者一只手横放在婴幼儿的肚子与胸部位置，另一只手同样轻轻拍或抚摸婴幼儿的后背。如图1-4所示。

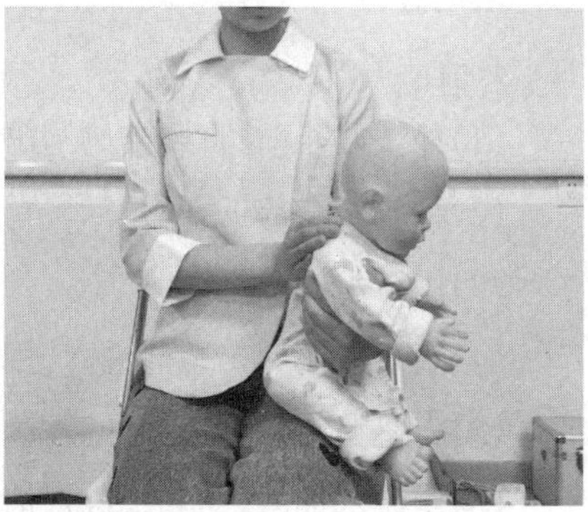

图1-4　坐式拍嗝法

3. 趴卧拍嗝法：将婴幼儿趴着横放在照护者的大腿上，头微微朝下，一只手稍稍护住婴幼儿的脖子，另一只手轻轻拍其后背。如图1-5所示。

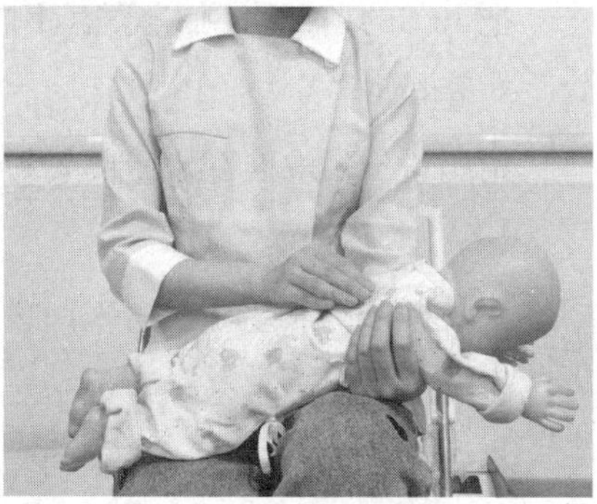

图1-5　趴卧拍嗝法

注意事项

1. 拍嗝时力度不宜过大，手指并拢，手掌弯曲成空心状。

2. 婴幼儿吃奶睡着后也应拍嗝，避免呛奶。

3. 喂奶后，避免过度摇晃婴幼儿。

任务评价

一、教学评价

主题	内容	优秀	良好	一般	较差	很差
学习态度	能准时参加全部课程，按时提交作业，及时查阅教师上传的学习材料。	5	4	3	2	1
专业知识	了解婴幼儿消化系统的特点，掌握婴幼儿消化系统的保健要点。	5	4	3	2	1
研讨精神	积极参与讨论，对其他人的发言能提出合理的分析和见解。	5	4	3	2	1
团队协作	能很好地融入课堂小组讨论，共同推进学习进程。	5	4	3	2	1
沟通交流	能够清晰准确地表达自己的观点，与他人交流时态度语气恰当。	5	4	3	2	1
人文素养	能够关注婴幼儿保健等人文知识，有意识地树立职业精神。	5	4	3	2	1
信息素养	会检索常见的婴幼儿保健等专业文献数据库，主动阅读相关文献。	5	4	3	2	1
实践应用	能根据婴幼儿消化系统的特点，对婴幼儿采取合理的保健措施。	5	4	3	2	1
自我小结						

二、企业评价

主题	内容	优秀	良好	一般	较差	很差
专业能力	掌握婴幼儿消化系统的生理发育特点，准确把握婴幼儿消化系统的保健要点。	5	4	3	2	1
规范操作	根据婴幼儿消化系统的特点，设计并组织合理的活动，采取适当的保健措施。	5	4	3	2	1
安全防护	在实践过程中，把婴幼儿的安全放在首位，能采取适当的安全防护行为。	5	4	3	2	1
关怀意识	具有关怀意识，在操作过程中，注意婴幼儿的活动体验。	5	4	3	2	1
自我小结						

任务三

婴幼儿呼吸系统的特点及保健要点

任务描述

婴幼儿是呼吸系统疾病的高发人群，基于婴幼儿呼吸系统生长发育的特殊性，促使保教工作者需要更加悉心地照料。通过本任务的学习能够掌握0~3岁婴幼儿呼吸系统发展的特点，以及与之相适应的保健要点，有助于保教工作者开展更科学、合理的照护工作。

1. 分析案例《爱咳嗽的灿灿》，完成工作表单1。

2. 分小组讨论，完成工作表单2。

任务准备

1. 明确讨论主题、任务与内容。

2. 分组，5~8人一组，选定小组长或主持人。

3. 选择讨论地点，排列座位。座位应圆圈式或马蹄形。

任务实施

工作表单1

案例分析

爱咳嗽的灿灿

早上八点，灿灿被妈妈带到了儿科门诊。据灿灿妈妈描述，每天一到晚上，灿灿就会不断咳嗽，严重的时候甚至伴有呕吐的情况。因为担心灿灿晚上睡觉时感冒，所以每天晚上睡觉前，灿灿爸妈都把房门以及窗户关上，打开空调以及加湿器，这样又能保障新鲜的空气，又不容易受凉。

请思考：灿灿父母的做法是否合理？为什么？

行为是否合理	原因

工作表单2

小组讨论

讨论主题:0~3岁婴幼儿呼吸系统的特点?针对问题提出适当的建议。

特点	保健方法

任务分析

通过工作表单1的案例,让学生通过课前的案例分析,运用已掌握的知识分析实际问题,基于工作任务,从实践出发,理解与其相对应的理论知识。再通过工作表单2的归纳与整理,让学生从实践层面上升到理论层面,以便学生在掌握理论知识的同时,也能更好地与实践紧密结合。

学习支持

一、婴幼儿呼吸系统的生理特点

人体的呼吸是通过呼吸系统完成的。呼吸系统包括呼吸道和肺两大部分。呼吸道由鼻、咽、喉、气管及支气管组成;肺是交换气体的场所,如图1-6所示。

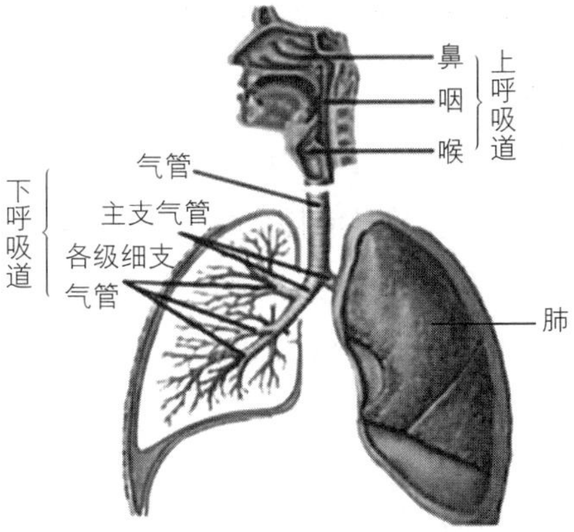

图1-6 呼吸系统

(一)婴幼儿呼吸道的生理特点

1.婴幼儿鼻的生理特点。

婴幼儿鼻腔较短且狭窄,无鼻毛,鼻黏膜丰富,因此对空气的过滤能力较差,容易感染、出血、肿胀,导致鼻腔堵塞,甚至呼吸困难。婴幼儿鼻中隔前下方血管丰富,黏膜柔软,容易因为挖鼻孔、擤鼻涕过力、空气干燥等原因,造成鼻出血,称为“易出血区”。此外,婴幼儿鼻腔与眼睛之间的一条膜性管道较短,鼻腔的问题往往会引起眼部炎症;鼻腔还与咽鼓管相连,还可能会引起中耳炎等。

2. 婴幼儿咽的生理特点。

婴幼儿的咽鼓管较宽、短、直,因此咽部感染时,病原体容易侵入中耳,引发中耳炎。

3. 婴幼儿喉的生理特点。

婴幼儿喉腔狭窄,黏膜柔嫩,黏膜血管丰富。因此有炎症时会引起喉腔狭窄,导致呼吸困难。而且婴幼儿喉部的保护性反射功能较差,容易将食物呛入呼吸道,所以尽量不要在吃饭时说笑。

婴幼儿声带不够坚韧,声门肌肉容易疲劳。若长时间大声尖叫等,会造成声带充血、肿胀变厚,从而声音变得沙哑。

4. 婴幼儿气管的生理特点。

婴幼儿的气管及支气管管壁柔软、管腔狭窄,且弹性较小,因此容易受到损伤。黏膜纤毛摆动能力较弱,并不能很好地清除吸进的尘埃颗粒和细菌等,因此容易受到感染,导致阻塞及呼吸困难。

(二)婴幼儿肺的生理特点

1.肺泡容量小、数量少。

婴幼儿胸腔狭窄,肺泡数量少且容量小,弹力组织发育较差,但肺间质发育旺盛,且血管丰富,因此婴幼儿的肺含血量多而含气量少,造成感染时容易导致黏液阻塞,引起肺不张、肺气肿等。

2.呼吸频率快且表浅。

婴幼儿新陈代谢十分旺盛,需要消耗大量的氧气,但因其肺活量较小,呼吸肌力量小,每次吸入的氧气量也较少,所以只能增加频率来达到代谢的需要,所以婴幼儿的呼吸频率快且浅,年龄越小、呼吸越快、每分钟呼吸次数越多(见表1-1)。

表1-1 不同年龄婴幼儿的呼吸频率

年龄	28天以内	1~12个月	1~3岁	4~7岁	8~12岁
呼吸频率(次/分钟)	40~45	30~40	25~30	20~25	18~20

二、婴幼儿呼吸系统的保健要点

(一)养成良好的卫生习惯

1.养成用鼻子呼吸的好习惯。

2.教育婴幼儿不要挖鼻孔,以防造成鼻腔出血或鼻黏膜破损等。

3.让婴幼儿学会正确擦拭鼻涕的方法,不要同时按压住两个鼻孔,以免造成鼻腔压力过大,应该先按压一侧,再擤另外一侧。

4.打喷嚏的时候要用纸巾等适当遮挡口鼻,如果找不到遮挡物就用手肘遮挡,打完喷嚏及时洗手,避免病毒的传播。

5.不要随地吐痰。痰是呼吸道的垃圾,有各种病菌。随地吐痰容易造成病毒的传播,不利于他人及自身的健康,所以婴幼儿应该养成不随地吐痰的好习惯。

6.不要蒙头睡觉。婴幼儿在睡觉时也需要大量的氧气,蒙头睡觉不利于呼吸新鲜的氧气。

7.防止异物进入气道。婴幼儿在吃饭时应该避免大笑嬉戏、边吃边聊等不良习惯,防止食物进入气道。还要提醒婴幼儿不要把细小的玩具塞进口鼻中,以免发生意外。

(二)操持室内空气的清新

新鲜的空气中含有大量的氧气,能促进人体的新陈代谢,有利于婴幼儿呼吸系统的健康发展。若长时间待在密闭的环境中,容易造成缺氧、头晕、恶心等情况。因此室内应该经常开窗通风,保持空气的清新,这样也可增强婴幼儿适应环境的能力。

(三)加强户外活动及体育锻炼

婴幼儿经常参加体育锻炼,可增强呼吸肌的力量,增大肺活量。户外新鲜的空气,能使婴幼儿心情愉快、精神状态饱满,还可增强婴幼儿对疾病的抵抗力,预防呼吸道感染。

(四)婴幼儿声带的保健

引导并鼓励婴幼儿用柔和、自然的声音说话,避免大声说话或尖叫等,以防引起声带的损伤;当婴幼儿伤风感冒时,让婴幼儿少说话,多喝水;不要让婴幼儿长时间地说话、唱歌等,这样婴幼儿的声带容易疲劳。

资料链接

怎样帮宝宝“排痰”①

婴幼儿由于免疫力弱，抵抗力低，容易患上感冒等一些呼吸系统疾病，如急性上呼吸道感染、气管炎、支气管肺炎等。患了呼吸系统疾病，炎症刺激会导致痰液增多，而婴幼儿呼吸系统不完善，有痰不会咳，痰液就会堵在喉中、气管中，经常能听到随呼吸发出的“呼呼”声，就是堵在气管或喉上的痰造成的痰鸣音，若不排出，不仅疾病难愈，而且容易堵住呼吸道，造成呼吸不畅，严重者会呼吸困难，危及生命，由此可见，排痰非常重要。

对于由痰引起咳嗽的孩子，首先要让痰液变稀。室内湿度应保持在60%~70%，鼓励患儿多饮水，以湿润呼吸道使痰液稀释，易于咳出；若痰液黏稠较难咳出，也可将开水倒入杯中，患儿口鼻对着蒸气做深呼吸，使蒸气进入气管内将痰液稀释，有利于炎症消退和痰液咳出。每次持续20分钟，每日2次。蒸气吸入适用于较大儿童。

怎样让不会咳痰的宝宝排痰呢？成人可在雾化吸入后使宝宝侧卧或俯于双膝之上，手掌五指稍屈成空心拳，轻拍宝宝背部。拍左(右)侧背部时，宝宝取右(左)侧卧位，从下而上、自外向内两侧交替依次进行，注意避开脊柱部位。每日拍2~3次，每次拍3~5分钟。拍背可使肺和支气管内的痰液松动，有利于咳出。对于痰液特别多或者病情危重，根本无法将痰液自行咳出的宝宝，可以采用吸痰法。

最后，还可选用止咳去痰药，选用咳嗽药水也有讲究。另外，多食具有清肺作用的水果如鸭梨，少食辛热食物如橘子、荔枝等，对孩子的身体尽早康复也有帮助。

①张兰香，潘秀萍．学前儿童卫生与保健[M]．北京：北京师范大学出版社，2011．

三、活动实施

小小邮递员

适用年龄

24~36月龄段。

游戏目标

1.训练走、跑交替及变速能力。

2.锻炼心肺功能。

游戏准备

三种颜色信封、粉笔。

游戏过程

1.教师制作白、绿、蓝三种颜色的信封,在地上画一个大圆圈,婴幼儿站在圆圈上,教师站在圆中间。

2.活动时,当教师举白色信封,婴幼儿喊“嘀嘀”,模仿驾驶汽车的动作快步前行。

3.教师举起绿色信封,婴幼儿喊“咔嚓,咔嚓”,双手屈肘在体侧前后绕环模仿火车慢跑。

4.教师举起蓝色信封,婴幼儿喊“轰——”,手侧平举模仿飞机快速跑。

5.教师说:“信送到了!”婴幼儿则慢慢停下来。

6.教师可以变换各种信封,让婴幼儿快跑—慢跑—快走,也可以是慢跑—快走—快跑,做各种变速能力。

往返跑

适用年龄

24~36月龄段。

游戏目标

1.提升速度与耐力。

2.增强心肺功能。

游戏过程

1.选择一块空旷的草地,让婴幼儿自由地奔跑及追逐。

2.让婴幼儿选择一棵大树以此来为终点,从起点跑过去,触摸一下大树并及时跑回。

3.可让2~3名婴幼儿同时进行跑步比赛。

任务评价

一、教学评价

主题	内容	优秀	良好	一般	较差	很差
学习态度	能准时参加全部课程，按时提交作业，及时查阅教师上传的学习材料。	5	4	3	2	1
专业知识	了解婴幼儿呼吸系统的特点，掌握婴幼儿呼吸系统的保健要点。	5	4	3	2	1
研讨精神	积极参与讨论，对其他人的发言能提出合理的分析和见解。	5	4	3	2	1
团队协作	能很好地融入课堂小组讨论，共同推进学习进程。	5	4	3	2	1
沟通交流	能够清晰准确地表达自己的观点，与他人交流时态度语气恰当。	5	4	3	2	1
人文素养	能够关注婴幼儿保健等知识，有意识地树立职业精神。	5	4	3	2	1
信息素养	会检索常见的婴幼儿保健等专业文献数据库，主动阅读相关文献。	5	4	3	2	1
实践应用	能根据婴幼儿呼吸系统的特点，对婴幼儿采取合理的保健措施。	5	4	3	2	1
自我小结						

二、企业评价

主题	内容	优秀	良好	一般	较差	很差
专业能力	掌握婴幼儿呼吸系统的生理发育特点，准确把握婴幼儿呼吸系统的保健要点。	5	4	3	2	1
规范操作	根据婴幼儿呼吸系统的特点，设计并组织合理的活动，采取适当的保健措施。	5	4	3	2	1
安全防护	在实践过程中，把婴幼儿的安全放在首位，能采取适当的安全防护行为。	5	4	3	2	1
关怀意识	具有关怀意识，在操作过程中，注意婴幼儿的活动体验。	5	4	3	2	1
自我小结						

任务四

婴幼儿泌尿系统的特点及保健要点

任务描述

泌尿系统是人体系统的重要组成部分，包括肾脏、输尿管、膀胱以及尿道。泌尿系统的主要功能是排出体内多余水分，代谢废物、毒素等。通过本任务的学习能够掌握0~3岁婴幼儿泌尿系统发展的特点，以及与之相适应的保健要点，有助于保教工作者树立科学的教养观念，开展更加合理、科学的保教工作。

1. 分小组讨论，完成工作表单1。
2. 分析案例《爱尿床的苗苗》，完成工作表单2。
3. 收集材料，完成工作表单3。

任务准备

1. 明确讨论主题、任务与内容。
2. 分组，5~8人一组，选定小组长或主持人。
3. 选择讨论地点，排列座位。座位应圆圈式或马蹄形。

任务实施

工作表单1

小组讨论

泌尿系统在婴幼儿生长发育过程中起着举足轻重的作用，不仅能排出机体在新陈代谢中所产生的废物，还能调节体内的水分和无机盐，维持生命活动的正常运行。

小组讨论：0~3岁婴幼儿泌尿系统发育的特点有哪些？针对泌尿系统的发育特点，给照护者提供相对应的保育建议。

特点	注意事项

工作表单2

案例分析

爱尿床的苗苗

苗苗现在已经两岁半了，但还是会经常尿床。苗苗妈妈在苗苗尿床时都大声呵斥苗苗，还针对苗苗的问题采取了一定的措施，晚上睡觉前不让苗苗喝水；每天强制要求苗苗睡前上厕所，尽管有时苗苗尿不出来。苗苗妈妈跟托育机构的教师也进行了沟通，教师知道婴幼儿比成人小便次数多，所以随时提醒苗苗上厕所，担心苗苗憋尿导致尿裤子。

请分析案例中妈妈及教师的做法是否正确？为什么？该怎样引导婴幼儿上厕所？

行为	是否正确	原因	引导策略

工作表单3

问题调查

调查题目：0~3岁婴幼儿尿床问题调查。

调查目的：针对0~3岁婴幼儿尿床的具体问题，结合所学的专业知识，通过查阅相关资料、实地走访等方式，分析其发生的原因，并提出建设性的意见。分小组进行调查报告的撰写，每组派1人在班级进行交流。

原因	建议

任务分析

通过工作表单1的案例，让学生初步分析婴幼儿泌尿系统的特点，从已有知识出发，进行归纳与整理。再通过工作表单2的案例分析，让学生在此过程中，把已掌握的理论知识充分应用于实践过程中。

学习支持

一、婴幼儿泌尿系统的生理特点

泌尿系统是人体系统的重要组成部分，包括肾脏、输尿管、膀胱以及尿道，肾脏的功能是生成尿，输尿管、膀胱和尿道是排尿通道，膀胱还能暂时储存贮存尿液，泌尿系统如下图所示。

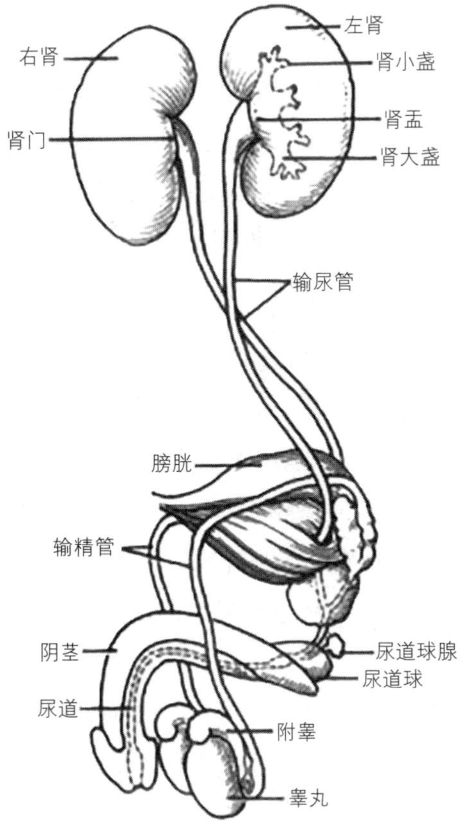

图1-7 泌尿系统(男性)

(一)婴幼儿肾的生理特点

肾位于腹腔后部腰椎两侧，左右各一个，外形酷似蚕豆。新生儿的肾脏相对较大，位置较低，随着躯体的不断增高，肾的位置也会不断升高，最终达到腰部的位置。婴幼儿的肾功能较成人差，肾发育不完全，吸收和排泄功能较差，肾小球滤过率越低，浓缩尿液能力不足，大量水负荷时易出现水肿。

(二)婴幼儿输尿管的生理特点

输尿管是一对细长的肌性管道,功能是将尿液向下输送至膀胱。婴幼儿的输尿管长而且较为弯曲,并且管壁肌肉及弹力纤维发育尚不成熟,容易发生扩张及扭曲,导致梗阻,从而引发感染。

(三)婴幼儿膀胱的生理特点

膀胱是贮存尿液的器官,伸缩性较强。当膀胱的尿液贮存至一定量时,人会产生排尿行为。婴幼儿新陈代谢强,尿总量较多,但膀胱容量较小,且膀胱弹性组织发育不完全,因此贮尿功能较差。所以年龄越小,排尿次数越多。膀胱受大脑和脊髓的控制,且由于婴幼儿神经系统发育尚未完善,对排尿的控制能力较差,所以当膀胱尿液贮存到一定量的时候,就会不自觉排尿。

(四)婴幼儿尿道的生理特点

尿道是尿从膀胱排到体外的管道。男性尿道较长,女性尿道粗短。婴幼儿的尿道短,且黏膜柔嫩,弹性组织发育也不完全,容易受损。而且女性的尿道外口接近肛门,容易发生尿道感染,感染之后,细菌将上行进入膀胱、输尿管及肾脏,造成上行性泌尿系统感染。男性尿道虽然较长,但常有包茎存在,积垢之后也容易造成上行性泌尿系统感染。

二、婴幼儿泌尿系统的保健要点

(一)养成良好的排尿习惯

1.照护者应该注意有意识地培养婴幼儿排尿的习惯,不要让他们长时间憋尿。长时间憋尿,不利于及时清除新陈代谢的废物,还容易造成尿路感染。

2.照护者帮助婴幼儿养成定时排尿的习惯,如组织活动前、睡觉前等。但不要频繁提醒婴幼儿排尿,以免形成尿频,影响正常的贮尿功能。

(二)补充充足的水分

婴幼儿每天需要补充足够的水分。一方面,能够满足机体新陈代谢的需求,排出体内的废物。另一方面,可以产生大量的尿液,自上而下排出,有利于清理尿道,减少泌尿系统的感染。

(三)保持清洁卫生,避免尿路感染

1.保持每晚清洁外阴的习惯,要使用专门的毛巾、清洁盆等,且要经常消毒。

2.婴幼儿在一岁以后尽量不要穿开裆裤,要及时更换尿不湿,避免细菌进入会阴。

3.擦大便时要从前往后,防止粪便中的细菌污染尿道,造成感染。

4.托育机构及家中的厕所应定时冲洗并消毒,保持干净。

5. 注意观察婴幼儿的排尿情况，有利于及时发现泌尿系统疾病。正常的尿液透明且呈淡黄色。如若出现尿液异常情况请及时就医。

资料链接

尿液颜色也会因饮食等情况出现改变，如服用某些药物，大量食用含有维生素B_2的食物也可能出现橘黄色或棕绿色尿。

排尿次数的多少也能表现出某些疾病问题。肾病会引起尿量明显减少和眼皮浮肿等症状。尿路感染通常有排尿次数明显增加、憋不住尿或排尿有疼痛感等症状。如幼儿出现腹泻、口渴等情况，应注意及时给幼儿补充饮水，避免脱水。①

三、活动实施

婴幼儿小便的观察方法

适用年龄

0~3岁各月龄段。

活动目标

掌握婴幼儿小便的观察方法。

活动方法

1. 排尿次数

(1)新生儿每天排尿为4~5次。

(2)6个月以内婴幼儿每天排尿为20~25次。

(3)6~12个月婴幼儿每天排尿为15~16次。

(4)2~3岁婴幼儿每天排尿约为10次。

2. 正常尿量

(1)出生后一周约200mL/天。

(2)满月为250~450mL/天。

(3)婴儿为400~500mL/天。

(4)幼儿为500~600mL/天。

3. 正常尿液特点

(1)外观：淡黄色透明液体，放置后变浑浊。

(2)气味：无特殊气味，放置后有氨臭味。

①张徽. 幼儿卫生与保健[M]. 上海：华东师范大学出版社，2014.

任务评价

一、教学评价

主题	内容	优秀	良好	一般	较差	很差
学习态度	能准时参加全部课程，按时提交作业，及时查阅教师上传的学习材料。	5	4	3	2	1
专业知识	了解婴幼儿泌尿系统的特点，掌握婴幼儿泌尿系统的保健要点。	5	4	3	2	1
研讨精神	积极参与讨论，对其他人的发言能提出合理的分析和见解。	5	4	3	2	1
团队协作	能很好地融入课堂小组讨论，共同推进学习进程。	5	4	3	2	1
沟通交流	能够清晰准确地表达自己的观点，与他人交流时态度语气恰当。	5	4	3	2	1
人文素养	能够关注婴幼儿保健等知识，有意识地树立职业精神。	5	4	3	2	1
信息素养	会检索常见的婴幼儿保健等专业文献数据库，主动阅读相关文献。	5	4	3	2	1
实践应用	能根据婴幼儿泌尿系统的特点，对婴幼儿采取合理的保健措施。	5	4	3	2	1
自我小结						

二、企业评价

主题	内容	优秀	良好	一般	较差	很差
专业能力	掌握婴幼儿泌尿系统的生理发育特点，准确把握婴幼儿泌尿系统的保健要点。	5	4	3	2	1
规范操作	根据婴幼儿泌尿系统的特点，设计并组织合理的活动，采取适当的保健措施。	5	4	3	2	1
安全防护	在实践过程中，把婴幼儿的安全放在首位，能采取适当的安全防护行为。	5	4	3	2	1
关怀意识	具有关怀意识，在操作过程中，注意婴幼儿的活动体验。	5	4	3	2	1
自我小结						

任务五

婴幼儿生殖系统的特点及保健要点

任务描述

生殖系统主要由内生殖器和外生殖器构成。男性内生殖器由睾丸、附睾、输精管、射精管、精囊和前列腺等构成，外生殖器包含阴茎和阴囊。女性内生殖器由卵巢、输卵管、子宫和阴道等构成，外生殖器包括阴阜、大小阴唇、阴蒂等。生殖系统的主要功能是产生生殖细胞、繁衍后代和分泌性激素以维持性的特征。

1. 小组讨论，分析案例《好奇的东东》，完成工作表单1。

2. 小组讨论，制订一份亲子活动方案《男女有别的秘密》，完成工作表单2。

任务准备

1. 明确讨论主题、任务与内容。

2. 分组，5~8人一组，选定小组长或主持人。

3. 选择讨论地点，排列座位。座位应围成圆圈式或马蹄形。

任务实施

工作表单1

案例分析

好奇的东东

东东无意间看到有小女孩蹲在马桶上小便，于是东东好奇地问妈妈："为什么女孩子是蹲着小便呢？她们的小鸡鸡呢？"东东妈妈不知所措。

结合案例分析，并完成以下表单：

1. 根据婴幼儿生殖系统的特点和保健要点，请帮助东东解答这一疑惑，科学引导婴幼儿认识男女生殖器官的差异。

2.请选择合适的关于性教育的绘本，展开正确的随机教育，引导婴幼儿认识“性”相关问题。

工作表单2

活动设计

当我们说起男孩、女孩如厕的情景，立即炸开了锅。他们对两性问题表现出的早熟倾向引起了普遍的关注，有的孩子经常提很多关于成人生活的话题。因此，请根据孩子们现阶段最为关注的话题做出正面的、积极的回应，同时对婴幼儿时期如何开展启蒙“性教育”进行探索，生成本次亲子活动方案《男女有别的秘密》。

男女有别的秘密	
活动目的	
活动准备	
活动方法	
活动过程	
活动延伸	

任务分析

工作表单1联系生活实际，遴选出现实中可能遇到的典型现象，让学生以问题为导向，展开自主分析和学习，自主生成婴幼儿时期生殖系统的特点和保健要点等相关教学重点。工作表单2对接岗位要求，制订典型亲子活动方案，让学生在做任务中学习，在做任务中将所学重点知识学以致用，明确其基本任务，为后续学习和科学开展婴幼儿保健工作奠定理论基础。

学习支持

一、婴幼儿生殖系统的生理特点

（一）女童生殖系统的生理特点

新生儿的生殖系统几乎没有发育。新生儿尿道短，尤其是女婴尿道只有1厘米，而且靠近肛门，容易发生泌尿系统感染。1月至3岁女性婴幼儿的生殖系统各器官的生长发育也十分缓慢，到青春期时期才会迅速发育，直至成熟。女童10岁前阴道较狭长，阴道黏膜较薄，阴道内酸度较低，抗感染能力较弱，容易引发阴道炎症。因此要特别注意新生儿的护理，注意清洁卫生。

（二）男童生殖系统的生理特点

0~3岁婴幼儿时期的生殖系统各器官的生长发育十分缓慢，没有特殊的发育，呈现幼稚状态。到青春期才会迅速发育，直至成熟。其中男童在10岁前睾丸发育缓慢，其附属物相对较大。

资料链接

人类生殖过程[1]

人类的生命必须依靠生殖过程来延续，生殖过程的实现需要雌雄个体均具有良好的生殖状态。人类的生殖过程包括受精、着床、妊娠、分娩、授乳等。

（1）受精：受精是精子和卵子结合形成合子的过程，受精的实质是把父本精子的遗传物质引入母本的卵子内，使双方的遗传性状在新的生命中得以表现。

（2）着床：精子和卵子的结合标志着妊娠的开始。着床是胚胎植入子宫内膜的过程 。受精后的7~8天，子宫内膜在雌激素和黄体酮的作用下处于分泌期，这是胚泡着床的最好时期。

（3）妊娠：受精卵着床成功就意味着胎儿与母体之间已经建立了实质性的联系结构，这种关系的维系是由妊娠期的临时器官——胎盘来实现。

（4）分娩：分娩是成熟的胎儿从子宫经阴道排出体外的过程，通常分为三个

①郦燕君.学前儿童卫生保健[M].北京:高等教育出版社,2007.

时期：子宫颈扩张、娩出胎儿、最后娩出胎盘。整个过程是通过胎儿和母体间的相互作用，调节子宫肌收缩来完成的。人类的妊娠期为256~284天，一般是从最末次月经的第一天开始计算，严格说应该从受精那一个开始计算。

(5)授乳：授乳虽然是生殖的最后阶段，但对个体发育具有重要的作用。成年女性的乳腺由15~25条输乳管构成，与丰富的乳腺腺泡连接。在妊娠期，由于大量激素的作用，乳房的体积可增长约一倍，乳房发育但并不泌乳。分娩后由于胎盘类固醇激素水平下降，启动了泌乳功能，婴儿吸吮乳头刺激乳汁分泌。

二、婴幼儿生殖系统的保健要点

(一)男童生殖器保健要点

1.经常洗澡，需要清洗皮肤皱褶处和大腿根部。

用专门的毛巾和洗浴盆。同时由于三岁前男童的包皮和龟头是粘连的，因此给男童洗澡时需要清洗皮肤皱褶处，切勿用力拉扯和上翻包皮，也不要用力拉扯阴囊，同时清洗时不要遗漏大腿根部。

2.给男童擦屁股时一定要擦阴茎和阴囊内侧。

由于污垢很容易藏匿在阴茎和阴囊内侧皮肤的褶皱里，因此给男童擦屁股时一定要擦阴茎和阴囊内侧。

3.衣服应宽松透气，勤换内衣裤。

衣物要宽松透气，以纯棉制品为宜。同时应勤换尿布、尿裤、内裤等衣物需分开洗涤，不能与成人衣物混洗。

4.正确看待玩弄生殖器等不良现象。

成人一旦发现婴幼儿出现习惯性擦腿或玩弄生殖器等现象，千万不能责骂婴幼儿，应尽快找出原因(内裤过紧、睡眠环境过暖、蛲虫感染等)或用有趣的故事、活动等转移婴幼儿的注意力。

(二)女童生殖器保健要点

1.勿用沐浴液或者婴儿皂清洗外阴。

不能用沐浴液或者婴儿皂清洗外阴，以免降低外阴的自洁能力。

2.从前往后擦屁股。

女童擦屁股时一定要从前往后，避免粪便污染尿道造成泌尿道感染。

3.用专门毛巾和洗浴盆，每天清水冲洗外阴。

用专门的毛巾和洗浴盆，每天清水冲洗外阴。可先用拇指和食指轻轻分开大阴唇，从上往下清洗，不要清洗大阴唇内所有的分泌物。残留的粪便可用软布轻轻擦拭。

4.进行科学的性别教育，防范性侵犯。

三、活动实施

早教亲子活动：我是男孩，你是女孩[1]

适用年龄

24~28个月。

适用人数

14人（成人7人，婴幼儿7人）。

活动目标

1.家长学习目标：了解婴幼儿性别认识发展的阶段特点；掌握促进婴幼儿性别认知的方法。

2.婴幼儿发展目标：在游戏中能正确认识自己的性别和自己性别对应的玩具与饰品。

活动准备

蝴蝶结发夹、小领带、男女洋娃娃、小裙子、小裤子、小衣服、女宝宝装饰饰品、男宝宝装饰饰品。

活动过程

1.问好环节

老师邀请家长和宝宝一起拍手问好："宝宝，宝宝早上好；老师，老师早上好；家长，家长早上好！Hello，大家好，我是××老师，今天由我带着宝宝们一起做游戏，请大家拍手欢迎我吧！谢谢大家！"

（1）认识你我

老师依次点名，被点名的宝宝到老师身边向大家问好。女宝宝做完自我介绍后老师给女宝宝带上蝴蝶结发夹，男宝宝就带上小领带。

（2）活动一：给洋娃娃穿衣

A.老师拿出扎小辫的女洋娃娃，给洋娃娃穿上漂亮裙子。然后给男洋娃娃穿上帅气的衬衣和裤子。

B.老师发给女宝宝扎小辫的女洋娃娃和洋娃娃的配饰与裙子，发给男宝宝男洋娃娃的配饰与衣服。让宝宝给洋娃娃穿衣打扮。

（3）活动二：欢乐舞会

A.给每个家庭一筐饰品，让宝宝选择自己性别的饰品进行打扮。

B.所有宝宝装扮好后老师放动感的音乐让宝宝舞蹈。

邀请家长带宝宝回到座位上大家一起拍手说："宝宝，宝宝再见。老师，老师再见。家长，家长，再见！"

---

① 文颐，程敏.婴儿社会性指导活动设计与组织[M].北京：科学出版社.2015:55-56.

家长指导语：心理学家认为婴幼儿对性的认识，经历了对性别认识和确认的阶段，婴幼儿认识性别的过程概括为三个阶段：第一阶段，基本的性别同一性，2~3岁的婴幼儿能够正确地指出自己的性别；第二阶段性别的稳定性，3~5岁的婴幼儿逐渐清楚地认识到，一个人的性别是不会随着年龄的增长而改变的；第三阶段性别的坚定性，5~7岁的婴幼儿认识到一个人的外貌或活动的变化与性别无关，即开始了解性别的本质区别。因此，在每个阶段都要指导我们的孩子要怎么做。婴幼儿现在正处于性别认知的敏感期，会问很多的问题让家长不知道怎么回答。婴幼儿的问题虽然天马行空，但是家长需要认真与婴幼儿交流，解答婴幼儿的疑问。另外家长在婴幼儿的日常穿衣方面一定要注意，不能把女孩子打扮成假小子或给男婴幼儿穿裙子。

家庭延伸

1. 寻找一些图片，请婴幼儿分析男孩与女孩的区别。
2. 将家里的玩具分类，分别选择适合男孩与女孩玩耍的玩具。
3. 家长带领婴幼儿为过生日的弟弟妹妹挑选礼物。

任务评价

一、教学评价

主题	内容	优秀	良好	一般	较差	很差
学习态度	能准时参加全部课程，按时提交作业，及时查阅教师上传的学习材料。	5	4	3	2	1
专业知识	掌握婴幼儿生殖系统的特点和保健要点；了解合适婴幼儿关于性教育的绘本；掌握亲子活动设计的基本维度。	5	4	3	2	1
研讨精神	积极参与讨论，对其他人的发言能提出合理的分析和见解。	5	4	3	2	1
团队协作	能很好地融入课堂小组讨论，共同推进学习进程。	5	4	3	2	1
沟通交流	能够清晰准确地表达自己的观点，与他人交流时态度语气恰当。	5	4	3	2	1
人文素养	能够关注婴幼儿保健等人文知识，有意识地树立职业精神。	5	4	3	2	1
信息素养	会检索常见的婴幼儿保健等专业文献数据库，主动阅读相关文献。	5	4	3	2	1

续表

主题	内容	优秀	良好	一般	较差	很差
实践应用	能根据婴幼儿生殖系统的特点和保健要点，帮助婴幼儿解答疑惑，科学引导婴幼儿认识男女生殖器官的差异；能选择合适的关于性教育的绘本，展开正确的随机教育，引导婴幼儿认识“性”相关问题；活动目标、方法、过程、延伸设计科学合理。	5	4	3	2	1
自我小结						

二、企业评价

主题	内容	优秀	良好	一般	较差	很差
专业能力	掌握婴幼儿生殖系统的生理发育特点，准确把握婴幼儿生殖系统的保健要点。	5	4	3	2	1
规范操作	根据婴幼儿生殖系统的特点，设计并组织合理的活动，采取适当的保健措施。	5	4	3	2	1
安全防护	在实践过程中，把婴幼儿的安全放在首位，能采取适当的安全防护行为。	5	4	3	2	1
关怀意识	具有关怀意识，在操作过程中，注意婴幼儿的活动体验。	5	4	3	2	1
自我小结						

任务六

婴幼儿循环系统的特点及保健要点

任务描述

循环系统包括血液循环系统和淋巴循环系统。血液循环系统由心脏、血管和血液构成。血液循环系统的生理功能是在心脏的泵动作用下,血液将氧气和养料运输到身体各组织与细胞,同时将二氧化碳和代谢废物运输到排泄器官排出体外。淋巴系统是血液循环系统的辅助部分。

1.小组讨论,分析案例《不停提裤子的天天》,完成工作表单1。

2.查阅相关资料,并头脑风暴小组讨论,完成工作表单2。

任务准备

1.明确讨论主题、任务与内容。

2.分组,5~8人一组,选定小组长或主持人。

3.选择讨论地点,排列座位。座位应围成圆圈式或马蹄形。

任务实施

工作表单1

案例分析

不停提裤子的天天

王老师发现最近天天一直不停提裤子。王老师仔细地观察了一下,天天穿的是运动裤,裤腰是宽橡皮筋的,可能是天天比较瘦,因此裤腰一直要往下掉。王老师就对天天说:"天天,回家告诉妈妈换成圆橡皮筋的裤子,这样裤子就不掉了。"

结合案例分析,并完成任务表单1。

1.根据婴幼儿循环系统的特点,请分析王老师的说法合理吗?并说明理由。

2.结合托育机构实际情况，举例说明托育教师在婴幼儿血液循环系统保健方面，应该怎么做？

工作表单2

小组讨论

查阅资料并头脑风暴，小组讨论出婴幼儿循环系统的组成、功能、特点及保健要点。

类别	组成	生理功能	生理特点	保健要点
婴幼儿血液循环系统				
婴幼儿淋巴循环系统				

任务分析

工作表单1联系生活实际，选择现实中可能遇到的典型现象，让学生展开自主分析和学习，自主生成婴幼儿时期循环系统的特点和保健要点等相关教学重点。工作表单2让学生通过头脑风暴，小组讨论出婴幼儿循环系统的特点及保健，形成自己的知识框架，让学生在做任务中学习。

学习支持

一、婴幼儿循环系统的生理特点

（一）婴幼儿心脏的生理特点

新生儿的新陈代谢虽然旺盛，但心肌力量比较弱。婴儿出生后第一年心脏增长最快，重量是新生儿时的2倍，但心脏功能差，心排血量少。

（二）婴幼儿血管的生理特点

1.心率较快。

由于新生儿心肌力量比较弱，每次心跳搏动所排出的血量较少，因此只有增加心跳的频率来保证排出血量。因此，新生儿的心率较快，一般为120~140次/分钟，在哭闹、吃奶、发烧时心跳更快。例如，哭闹时可达到160次/分钟，熟睡时可低至70次/分钟。由于婴儿新陈代谢旺盛、交感神经兴奋性强，以及心排血量少等原因，1岁以内婴儿的心率在安静状态下一般为120次/分钟，而且经常出现心律不齐和心跳过速的现象。

2.血压较低。

婴幼儿的血压较低，一般为6.1~10.7kPa（46~80mmHg）。此外，由于动脉导管未关闭，所以特别是少数新生儿出生后1~2天在心脏前区可以听见心脏杂音。

（三）婴幼儿血液的生理特点

1.血液多集中躯干，四肢较少。

婴幼儿全身血液总量大概为300毫升，大多集中在躯干和内脏，四肢较少，特别是新生儿的四肢容易发凉或青紫。

2.红细胞数量较多，中性粒细胞较少，易感染。

婴幼儿血液中的红细胞数目较多，供氧充分，有利于生长发育，但是中性粒细胞较少，抗病能力较差，因此容易感染疾病。

3.血液循环一周用时短，脑部供氧充足。

婴幼儿血液循环一周用时短，约为12秒，脑部供氧充足，对脑的发育十分有利。

二、婴幼儿循环系统的保健要点

(一)适当户外活动和体育锻炼,增强心血管功能

婴幼儿经常参加适合其年龄特点的户外活动和体育锻炼,可以改善婴幼儿心肺功能,促进其心肌纤维的收缩性和弹性,提高心脏工作能力,增加每搏输出量,促进血液循环。

资料链接

如何判断婴幼儿的运动量是否适当[①]

1. 观察法:主要是通过观察婴幼儿面色、呼吸、汗量,婴幼儿的注意力、情绪等方面判断运动量是否适当。如果婴幼儿面色十分苍白或发红,呼吸急促、节律紊乱等,就判断该婴幼儿运动量过大。

2. 测量法:是一种较客观的方法,包括对脉搏、呼吸频率、肺活量、体温、尿蛋白等方面的测定。这些方法均较复杂,一般婴幼儿主要采用脉搏测量法。通常正常的活动平均心率应在140~170次/分钟,不超过180次/分钟,不低于130次/分钟。

(二)合理营养,注意预防贫血和动脉硬化

婴幼儿在日常饮食中要科学、合理、营养,纠正婴幼儿挑食偏食现象,要多吃含铁和蛋白质丰富、易吸收的食物,如动物血、肝脏、瘦肉等,以免营养不足导致缺铁性贫血。与此同时,也要注意摄入富含叶酸的食物,如菠菜等绿色蔬菜,防止因缺乏叶酸导致红细胞发育受阻,进而出现巨幼红细胞性贫血。预防动脉硬化应始于婴幼儿,婴幼儿的膳食应控制胆固醇、饱和脂肪酸和食盐等的摄入量,养成适量进食、健康饮食的生活习惯,预防动脉硬化。

(三)注意劳逸结合,保证充足睡眠和休息

应保证婴幼儿充足的睡眠和适当的休息,注意劳逸结合、动静交替,避免长时间的精神紧张导致过度疲劳。同时避免突然的神经刺激,以保护心脏和血管的正常机能。

(四)衣物鞋袜宽松适度,利于血液循环

婴幼儿的衣物和鞋袜不能过小或过紧,否则会影响正常体表的血液循环及动作的完成,影响婴幼儿从外界吸入氧气和排出体内二氧化碳,不利于血液循环,影响婴幼儿的生长发育。特别是婴幼儿服装的袖口、领口、腰带、鞋袜等一定要宽松适度,不能过紧。

---

①高秀欣,王小萍.幼儿卫生学[M].北京:人民邮电出版社,2015.

(五)发烧时应卧床休息,减轻心脏负担。

如果婴幼儿发烧,成人应照顾婴幼儿卧床好好休息,这样有利于减轻婴幼儿心脏的负担,恢复体力,早日康复。

三、活动实施

婴儿抚触①

活动目的

针对婴儿生长发育特点,抚触可以促进婴儿的血液循环,提高婴儿身体的协调性和平衡感,锻炼婴儿的胆量,预防婴儿感统失调,培养婴儿平和的情绪及良好的专注力。

活动准备

1.抚触者:摘下饰物,剪平指甲,清洁双手,手涂婴儿润肤油,捂热双手。

2.婴儿:觉醒、半空腹或沐浴后。

3.环境与物品:安静、清洁、温暖的环境,播放轻音乐;婴儿润肤油(抚触油)、毛巾、尿布、衣服等。

活动步骤

第一步:头面部抚触。

面向宝宝,五指张开轻放婴儿头面部。双手拇指从婴儿前额中心往两边轻轻推压至耳部。以同样的方法抚触婴儿眉头、眼窝、人中、下巴等处,仿佛在婴儿面部画笑脸一样。每个动作重复两个八拍。

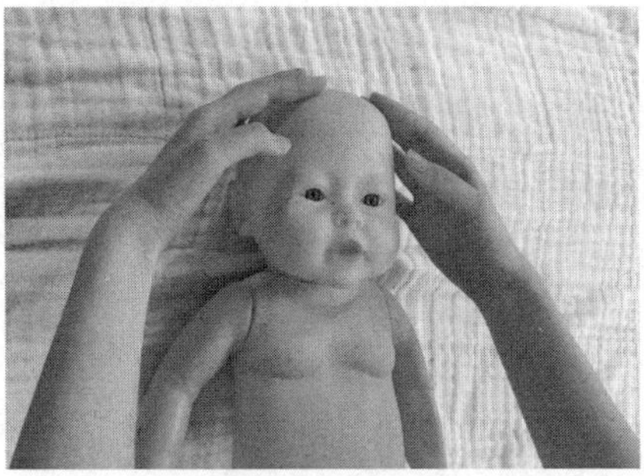

图1-8　头面部抚触

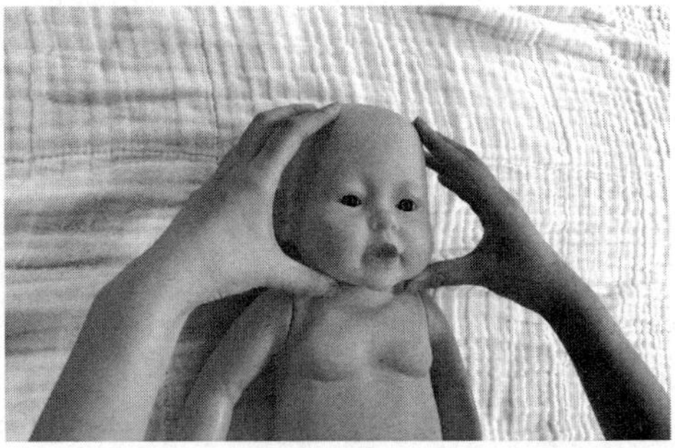

图1-9　头面部抚触

第二步:胸部抚触。

双手放在婴儿两侧肋缘,右手滑向婴儿右肩,复原。左手以同样的方法进行。仿佛在婴儿胸部画"X",这也叫胸部交叉循环。特别注意:操作时避开婴儿乳头。每个动作重复两个八拍。

① 康松玲,许晨宇.0—3岁婴幼儿抚育与教育[M].2版.北京:北京师范大学出版社.2020:54-57.

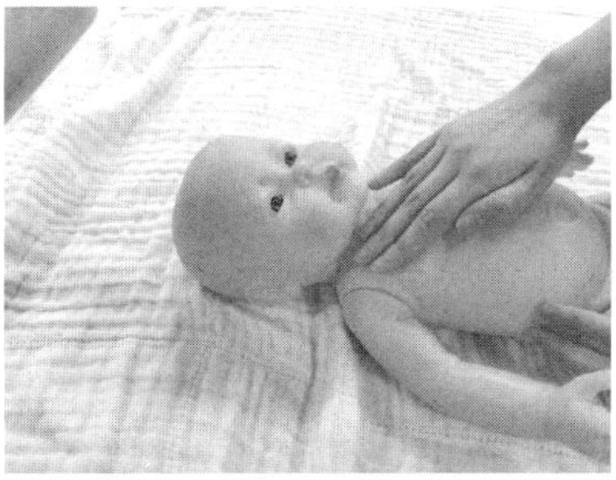

图1-10 胸部抚触

第三步:腹部抚触。

右手在婴儿左腹自上而下画一个“I”,左手依婴儿的方向由左到右画一个倒的“L”,右手在婴儿的上腹画一个倒“U”(即画半圆),然后左右手顺时针交替画倒“L”和倒“U”,仿佛向婴儿说:“我爱你”“爱你”。每个动作重复两个八拍。

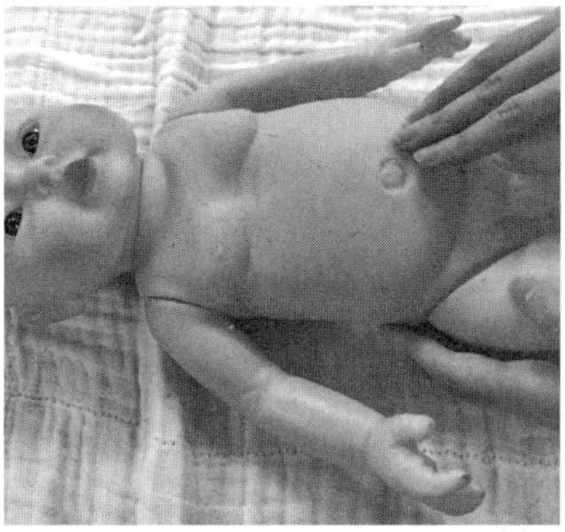

图1-11 腹部抚触

第四步:手部和脚部抚触。

手部包括胳膊、手和手指。两手握住婴儿胳膊,从上臂到手腕轻轻挤捏,然后双手夹住婴儿胳膊,上下搓滚至手腕。接着,双手大拇指轻搓婴儿手心,并用大拇指和食指轻轻牵拉婴儿手指,做完一侧再做另一侧。每个动作重复一个八拍。

腿部包括腿、脚和脚趾。操作方法同手部:捏挤—搓滚—轻揉—牵拉。

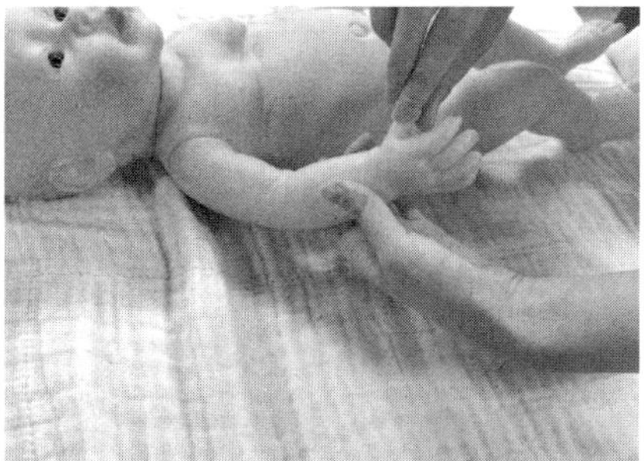

图1-12 手部抚触

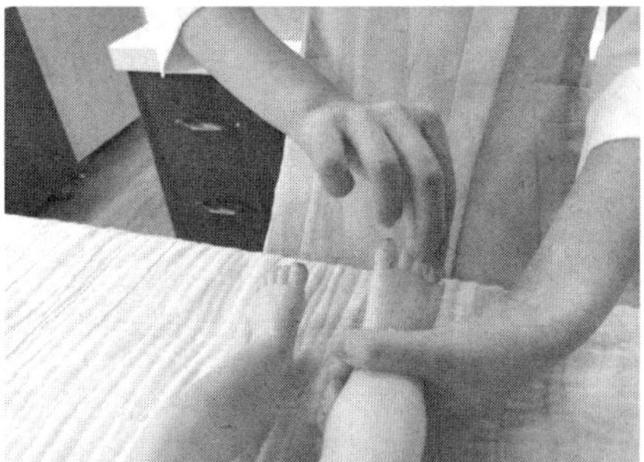

图1-13 脚部抚触

第五步：背部抚触。

给婴儿翻身，使婴儿呈俯卧位。双手放在婴儿背部，以脊柱为中心，用手指腹和手掌肌肉轻轻按压滑向婴儿身体两侧，从颈部向臀部方向逐步轻按。然后，顺着脊柱方向，自上而下滑行按摩，左右手交替进行，迂回运动。每个动作重复两个八拍。抚触结束，给婴儿穿衣或打好襁褓，夸赞鼓励婴儿。

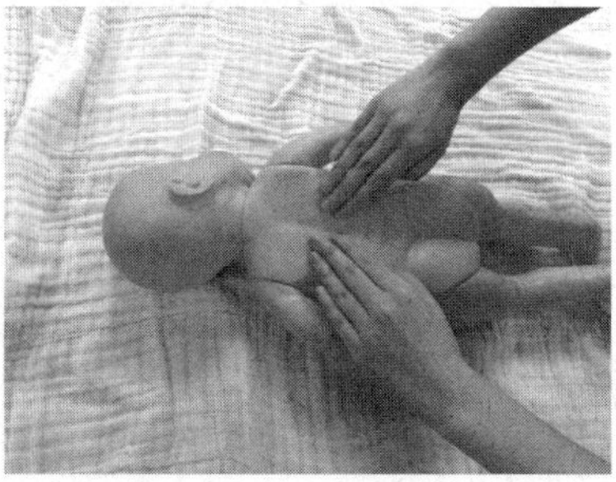

图1-14　背部抚触

注意事项

1. 抚触是一种爱的传递，通过抚触带给婴儿欢愉的感受。因此抚触时要面带微笑，与婴儿有情感交流。操作者动作应轻柔，快慢适中，切忌机械粗暴、埋头操作、表情做作、与人闲聊或只笑不讲话，不顾婴儿感受。

2. 抚触可一天一次。开始时，时间要短，然后逐渐延长，若婴儿哭闹，则停止操作。整套动作在10~20分钟。

3. 抚触胸部时注意避开婴儿乳头，抚触腹部时注意避开婴儿脐部，尤其脐带没脱落和脐窝没形成前。

任务评价

一、教学评价

主题	内容	优秀	良好	一般	较差	很差
学习态度	能准时参加全部课程，按时提交作业，及时查阅教师上传的学习材料。	5	4	3	2	1
专业知识	掌握婴幼儿循环系统的特点及保健要点。	5	4	3	2	1
研讨精神	积极参与讨论，对其他人的发言能提出合理的分析和见解。	5	4	3	2	1
团队协作	能很好地融入课堂小组讨论，共同推进学习进程。	5	4	3	2	1
沟通交流	能够清晰准确地表达自己的观点，与他人交流时态度语气恰当。	5	4	3	2	1

续表

主题	内容	优秀	良好	一般	较差	很差
人文素养	能够关注婴幼儿保健等人文知识，有意识地树立职业精神。	5	4	3	2	1
信息素养	会检索常见的婴幼儿保健等专业文献数据库，主动阅读相关文献。	5	4	3	2	1
实践应用	能根据托育机构实际工作情况，采取促进婴幼儿血液循环系统保健方面具体措施。	5	4	3	2	1
自我小结						

二、企业评价

主题	内容	优秀	良好	一般	较差	很差
专业能力	掌握婴幼儿循环系统的生理发育特点，准确把握婴幼儿循环系统的保健要点。	5	4	3	2	1
规范操作	根据婴幼儿循环系统的特点，设计并组织合理的活动，采取适当的保健措施。	5	4	3	2	1
安全防护	在实践过程中，把婴幼儿的安全放在首位，能采取适当的安全防护行为。	5	4	3	2	1
关怀意识	具有关怀意识，在操作过程中，注意婴幼儿的活动体验。	5	4	3	2	1
自我小结						

任务七

婴幼儿神经系统的特点及保健要点

任务描述

神经系统是统帅人体其他各器官系统的总司令部，分为中枢神经系统和周围神经系统。其中中枢神经系统由脑和脊髓构成，而周围神经系统包括脑神经、脊神经和自主神经。人体通过神经系统的反射活动对内部和外界的刺激做出统一协调，以保证人体器官和系统进行正常生命活动。

1. 小组讨论，分析案例《苦恼的乐乐妈妈》，完成工作表单1。

2. 小组讨论，查阅相关资料，并小组头脑风暴完成工作表单2。

任务准备

1. 明确讨论主题、任务与内容。

2. 分组，5~8人一组，选定小组长或主持人。

3. 选择讨论地点，排列座位。座位应围成圆圈式或马蹄形。

任务实施

工作表单1

案例分析

苦恼的乐乐妈妈

最近乐乐的妈妈比较苦恼，主要是遇到了以下两个困惑。请你来帮帮她吧。困惑1：冬天到了，乐乐妈妈把窗户打开通风，但是乐乐奶奶害怕乐乐感冒，因此把室内的窗户和门都关上。困惑2：有俗话说“睡眠不足会影响智力”。但是乐乐妈妈发现最近乐乐有时睡得特别久，长达20个小时，有时哭闹又不睡。乐乐妈妈不知道此阶段的乐乐应该睡多长时间合适。也不知道如何判断乐乐睡眠是否充足。

请结合案例分析，并完成表单。

1. 婴幼儿容易感冒，因此室内要关紧门窗防止婴幼儿着凉。这种做法是否妥当？请说明理由。

2. 请说说你对“睡眠不足会影响智力”这句俗语的理解。并查阅相关资料总结不同年龄阶段婴幼儿所需多少睡眠时间，以及如何判断婴幼儿睡眠是否充足？

工作表单2

小组讨论

中枢神经系统的高级功能主要是指大脑皮质的生理活动。大脑皮质的活动是非常有规律的，了解其中的一些常见规律对开发婴幼儿智力至关重要。请查阅相关资料，并小组头脑风暴完成表单：中枢神经系统的高级功能及教育启示。

中枢神经系统的高级功能及其内涵		教育启示
1. 优势原则：	→	启示1：
2. 镶嵌式活动原则：	→	启示2：
3. 动力定型：	→	启示3：
4. 睡眠：	→	启示4：
5. 始动调节：	→	启示5：

任务分析

工作表单1联系生活实际，选择现实中可能遇到的典型案例，让学生展开自主分析，形成婴幼儿时期神经系统的特点和保健要点等相关教学重点。工作表单2让学生查阅相关资料，通过小组讨论出大脑皮层活动规律和教育启示，这有利于学生将知识学以致用。

学习支持

一、中枢神经系统的高级功能

大脑皮质活动有一定的规律性，了解其规律对开发智力，科学用脑，对提高效率有举足轻重的作用。

（一）优势原则

大脑皮层兴奋容易建立反射，学习效率高。人们的活动与有关大脑皮质是否处于优势兴奋状态有关。人能从作用于自身的大量刺激中，选择最强或最符合本身目的或兴趣的刺激，这些刺激在皮层所引起的兴奋区域称为优势兴奋区域。当大脑皮质处于兴奋状态时，人们就会注意集中，思维活跃。在生活中，能引起婴幼儿兴趣的活动，可以使婴幼儿保持较长注意力，婴幼儿大脑皮层优势兴奋区域的形成与其对活动的兴趣相关。因此要关注婴幼儿的兴趣，帮助其形成优势兴奋，建立反射，提高效率。

（二）镶嵌式活动原则

当人们在从事某一项活动时，大脑皮层的相应区域处于兴奋（工作）状态，而其他区域则处于抑制（休息）状态，随着活动性质的转变，工作区和休息区不断转换。这种镶嵌式活动的方式，使大脑皮层的神经细胞劳逸结合，维持较高效率。因此，要引导婴幼儿脑力体力交替，多感官协同，防止疲劳。

（三）动力定型

当一系列刺激按照一定的时间、顺序先后出现，重复多次后，这种时间和顺序就在大脑皮质固定下来，建立牢固的神经联系，条件反射就越来越恒定。因此，要在一定时间顺序重复多次，帮助婴幼儿固定神经联系，减少损耗，养成良好习惯，熟能生巧。

（四）睡眠

睡眠是大脑的一种保护性抑制，是指大脑维持正常功能的抑制状态，可以促进精力和体力的恢复，满足生理的需要。当人们在超负荷活动时大脑自动转为休息状态，且疲劳时效率低下，因此要引导婴幼儿劳逸结合，积极恢复。

（五）始动调节

大脑皮质开始时效率低，但随着时间的推移效率逐渐提高。因此，在组织婴幼儿活动时，应循序渐进，由浅入深，逐渐增加难度与强度。

二、婴幼儿神经系统的生理特点

（一）婴幼儿脑的生理特点

1. 脑沟和脑回未完全形成，信息传导不准确，有不自主的动作。

新生儿的脑重约为350g，脑重约占体重的十分之一，相当于成人脑重的三分之一左右，脑细胞仍处于增殖阶段。新生儿的脑重虽然小，但是皮层已有六层结构，只不过脑沟和脑回未发育完全，比较浅，细胞体积小，神经纤维短，分支少，髓鞘还未形成，因此新生儿信息传导不准确。同时脑干和脊髓的发育较完善，因此新生儿还会出现不协调、不自主的动作。

2. 大脑皮层兴奋性低，易疲劳。

新生儿每天除了吃奶、排便外，都处于睡眠状态，其中每天睡眠的时间为18~20小时。起初新生儿会不分昼夜地吃奶和睡眠，随着月龄的增长，睡眠时间相对减少，而活动时间会逐渐增加。

（二）婴幼儿神经细胞的生理特点

1. 神经细胞数量增加，脑发育迅速。

婴幼儿脑的发育非常快。根据脑科学研究表明，3个月至出生后1岁内是婴儿神经细胞数量快速增长的关键期。婴儿9个月时脑重约为660g，是出生时的2倍，满1周岁时脑重量约为950g。脑重量的增加反映了神经细胞数量的增长、体积的增大，神经纤维长度的增加以及髓鞘的逐渐形成。

2. 神经细胞突起增长，神经网络建立，但数量几乎不再增加。

1周岁后，婴幼儿神经细胞的发育，主要体现在神经细胞突起的增长、髓鞘的形成以及神经网络的建立，但神经细胞的数量几乎不再增加。因此，在婴幼儿时期要摄入丰富的营养，并以良性的神经刺激来促进婴幼儿神经系统的发育。

（三）婴幼儿神经反射的生理特点

新生儿的先天神经反射都已建立。比如，吮吸反射在出生后1小时就出现了，还有觅食反射、握持反射、踏步反射等。这些先天神经反射是新生儿的早期学习和记忆的前提，并在今后的成长过程中，逐步学会建立各种条件反射。

三、婴幼儿神经系统的保健要点

（一）参加丰富的活动及适当的体育锻炼，促进脑的发育

丰富的活动，特别是适合婴幼儿年龄特点的体育锻炼，能促进婴幼儿脑的发育，提高神经系统的灵敏性、准确性和调控性，使大脑皮层的活动更迅速、准

确。一方面，要平衡发展大脑两半球。例如在日常活动中让婴幼儿多动手，尽早使用勺子进餐，两手同时做手指操、进行攀爬和做婴幼儿基本体操等，使婴幼儿动作多样化，促进左右半脑均衡发展。另一方面，要重视右脑开发。在日常生活中要有意识地训练婴幼儿多进行左侧肢体的锻炼，做到尽可能用左手拿东西，使右脑得到积极锻炼，促进右脑机能的发育，使左右大脑半球优势互补、协调发展。

（二）按时提供合理营养膳食

从胎儿期起就应该提供合理充足的营养膳食，为大脑发育奠定良好的物质基础，充足的营养供给能促进脑的发育。要保证婴幼儿合理膳食，饮食中需要丰富的优质蛋白质、磷脂、维生素和无机盐等营养物质。大脑是人体最活跃的器官，对蛋白质、能量和氧的需求量较大。婴幼儿体内肝糖原储备量较少，当饥饿时血糖浓度过低，容易造成脑功能活动紊乱，发生低血糖。因此应按需喂养，保证婴幼儿体内血糖的稳定。此外，由于葡萄糖供给不足会影响到脑组织代谢所需能量，因此要注意摄入糖类食物，保证婴幼儿所需能量。

（三）保证充足的睡眠，养成规律作息

制订科学合理的生活制度，养成规律的生活习惯。睡眠是一种保护性抑制，可使婴幼儿神经系统得到充分休息，消除神经细胞的疲劳，积蓄养料和能量。同时，睡眠时脑垂体分泌的生长激素远多于清醒时的分泌量。如果长时间睡眠不足，将会影响婴幼儿身体生长和智力的发育。因此要养成按时睡觉的习惯，保证婴幼儿充足的睡眠，合理安排作息时间，动静交替，防止兴奋后产生过度疲劳。一般来说，年龄越小睡眠时间越长，体弱儿睡眠要多一些。也不可让婴幼儿睡的时间过长，以免影响其活动和锻炼等。不同年龄段人群所需要的睡眠时间不同，如表1-2所示。

表1-2　不同年龄所需要的睡眠时间

年龄	新生儿	1~6月	7~12月	1~2岁	3~4岁	5~7岁	7~12岁	成人
睡眠时间（h）	18~20	16~18	14~15	13~14	11~12	11	9~10	8

（四）培养婴幼儿对事物探究的兴趣，发展敏锐观察力和积极思维能力

在日常生活活动或保教活动中，可以为婴幼儿选择生动有趣的教育内容和方法，相同类型的活动时间不宜过长。要培养婴幼儿对事物探究的兴趣，发展敏锐的观察力和积极的思维能力。

（五）保持室内空气新鲜

成人脑的耗氧量约占全身耗氧量的四分之一，然而婴幼儿脑的耗氧量约占全身的二分之一。婴幼儿的脑组织对缺氧的耐受性较差，如果空气浑浊，婴幼儿一旦缺氧就容易出现头昏、眼花、无力、烦躁等症状。因此，婴幼儿的生活环境应空气流通性好，或经常带婴幼儿进行户外活动，保证空气新鲜、含氧量充足，以确保婴幼儿发育过程中对氧气的需求量。

四、活动实施

游戏名称：实物配对[①]

适用年龄

16~18个月龄。

游戏目标

1. 掌握初步配对的方法，激发婴幼儿对事物探究的兴趣，发展婴幼儿的观察能力和积极思维能力。

2. 通过观察与比较物品的不同，进行一一对应。

游戏准备

物质准备：仿真水果或蔬菜2~3对、单色毛巾。

经验准备：婴幼儿常见水果和蔬菜。

游戏过程

第一步：游戏指导者准备好仿真水果或蔬菜，并用单色毛巾将水果或蔬菜盖住。

第二步：将不同仿真水果或蔬菜逐一取出，进行命名并排列。然后让婴幼儿对不同的仿真水果或蔬菜依次进行指认。当婴幼儿都正确时，再让婴幼儿重复水果或蔬菜的具体名称。

第三步：当所有的仿真水果或蔬菜被指认并重复名称后，再让婴幼儿将不同水果或蔬菜进行一一配对。最后在游戏指导者的引导下进行检验，看仿真水果或蔬菜是否配对正确。如果配对不正确，则引导婴幼儿再次进行配对并检验。如果匹配正确，则进行巩固练习。

---

① 康松玲，许晨宇.0-3岁婴幼儿抚育与教育[M].北京：北京师范大学出版社.2021:202.

任务评价

一、教学评价

主题	内容	优秀	良好	一般	较差	很差
学习态度	能准时参加全部课程，按时提交作业，及时查阅教师上传的学习材料。	5	4	3	2	1
专业知识	了解婴幼儿神经系统的特点，掌握婴幼儿神经系统的保健要点。	5	4	3	2	1
研讨精神	积极参与讨论，对其他人的发言能提出合理的分析和见解。	5	4	3	2	1
团队协作	能很好地融入课堂小组讨论，共同推进学习进程。	5	4	3	2	1
沟通交流	能够清晰准确地表达自己的观点，与他人交流时态度语气恰当。	5	4	3	2	1
人文素养	能够关注婴幼儿保健等人文知识，有意识地树立职业精神。	5	4	3	2	1
信息素养	会检索常见的婴幼儿保健等专业文献数据库，主动阅读相关文献。	5	4	3	2	1
实践应用	能根据婴幼儿神经系统的特点，对婴幼儿采取合理的保健措施。	5	4	3	2	1
自我小结						

二、企业评价

主题	内容	优秀	良好	一般	较差	很差
专业能力	掌握婴幼儿神经系统的生理发育特点，准确把握婴幼儿神经系统的保健要点。	5	4	3	2	1
规范操作	根据婴幼儿神经系统的特点，设计并组织合理的活动，采取适当的保健措施。	5	4	3	2	1
安全防护	在实践过程中，把婴幼儿的安全放在首位，能采取适当的安全防护行为。	5	4	3	2	1
关怀意识	具有关怀意识，在操作过程中，注意婴幼儿的活动体验。	5	4	3	2	1
自我小结						

任务八

婴幼儿内分泌系统的特点及保健要点

任务描述

内分泌系统是人体重要的调节系统，由内分泌腺和内分泌组织构成，通过分泌化学物质来对机体进行控制与调节。通过该任务的学习能够掌握0~3岁婴幼儿内分泌系统发展的特点，以及与之相适应的保健要点，有助于保教工作者树立科学的教养观念，促进婴幼儿健康成长。

1. 分小组讨论，完成工作表单1。
2. 分析案例《长不高的轩轩》，完成工作表单2。
3. 小组讨论分析，完成工作表单3。

任务准备

1. 明确讨论主题、任务与内容。
2. 分组，5~8人一组，选定小组长或主持人。
3. 选择讨论地点，排列座位。座位应围成圆圈式或马蹄形。

任务实施

工作表单1

小组讨论

小组讨论：内分泌系统由哪些部分组成？有什么功能？0~3岁婴幼儿内分泌系统发育的特点有哪些？照护者在照护过程中应该注意哪些事项？

组成部分	功能

1.0~3岁婴幼儿内分泌系统发育的特点有哪些?

2.照护者在照护过程中应注意哪些?

工作表单2

案例分析

长不高的轩轩

轩轩已经两岁了,开始上托育机构。可是进入托育机构的半年里,轩轩一直没有长高,妈妈担心是否是营养跟不上,抑或是运动量没有达标,于是采取了一系列措施,但是都没有收获成效。于是去医院请教了专家医生,医生说影响孩子身高的因素有很多,但其中最常见的因素就是内分泌系统疾病。

请分析:可能导致轩轩长不高的原因是什么?为什么?

原因:	理由:

工作表单3

讨论分析

现如今许多家长担心孩子长不高，过度补充营养等，造成孩子肥胖，家长没有觉得自己的行为存在问题，反而觉得越胖越健康，小孩子就应该胖乎乎的才好，从而导致肥胖症的产生。

请思考：除了上述问题，还有哪些是由于婴幼儿内分泌失调所导致的疾病，说明原因。

疾病	原因

任务分析

通过工作表单1，让学生初步分析内分泌系统的特点及保健要点，为后续的工作打下基础。基于工作表单1的理论梳理设置工作表单2、3，通过分析实际案例，将理论知识充分应用在实践中，做到理实一体。

学习支持

一、婴幼儿内分泌系统的生理特点

(一)生长激素影响婴幼儿生长发育

生长激素是影响婴幼儿生长发育的一种重要激素。生长激素白天分泌得少，夜间分泌得多，所以婴幼儿在夜间的睡眠时间越长，生长激素的分泌量就越多，机体的生长发育速度就越快。因此婴幼儿睡眠时间不够或者睡眠质量不好等，都会影响其身高的增长。

(二)缺碘影响婴幼儿甲状腺功能

婴幼儿的甲状腺在出生时已经形成，以后会持续稳步地发育。碘是合成甲状腺素必不可缺的成分，如果缺碘会导致甲状腺素分泌不足，而缺乏甲状腺素的婴幼儿，在智力和身高上都会落后于正常同龄婴幼儿。若孕期缺碘，可造成甲状腺机能不足，婴儿出生后易患先天性甲状腺功能减退症。

资料链接

先天性甲状腺功能减退症

先天性甲状腺功能减退症，简称甲减，又称呆小症或克汀病，是由于甲状腺激素合成不足导致的患儿生长障碍、智能落后的一种疾病。

1.临床表现[①]

(1)新生儿甲低，母孕期胎动少，过期产，出生体重较大，生理性黄疸延迟；喂养困难，少哭少动，腹胀、便秘，体温不升，皮肤花纹状，心音低钝，心率慢；囟门增大，后囟多>0.5cm。新生儿甲低症状和体征缺乏特异性，大多数较轻微，甚至缺如，值得注意。

(2)典型甲减

①特殊面容和体态：头大，颈短，皮肤苍白，干燥粗糙，毛发稀少，面部黏液水肿，眼距宽、眼裂小，鼻根平，口唇厚，舌大而宽厚，常伸出口外。囟门晚闭，出牙延迟，腹部膨隆，常有脐疝。患儿身材矮小，体态不匀称，四肢短，躯干长，上部量／下部量>1.5。

②神经系统功能障碍：智力低下，学习成绩极差，同时动作的发育如抬头、坐、走等均明显落后于正常小儿。

③生理功能低下：怕冷少汗，体温低，安静少哭，对周围事物反应差，动作缓慢。食欲差，腹胀、便秘，心音低钝，心率缓慢，肌张力低下。

2．病因与发病机制[②]

(1)散发性先天性甲低：甲状腺不发育、发育不全或异位为最主要原因，占90％：其次是甲状腺激素合成途径障碍；其他还包括激素缺乏、母亲在妊娠期服用抗甲状腺药物造成暂时性甲低、靶器官反应低下等有关。

(2)地方性先天性甲低：主要为胎儿期缺碘导致，造成不可逆的神经系统损害。

(三)胸腺发育不全会影响婴幼儿免疫功能

胸腺与人体的免疫功能有着密切的关系。婴幼儿时期如果胸腺发育不全，会影响机体的免疫功能，以致反复出现呼吸道感染或腹泻等疾病。

(四)婴幼儿期性腺发育缓慢

女性的性腺是卵巢，男性的性腺是睾丸。婴幼儿的性腺发育缓慢，一般在12岁以后才开始迅速发育。

①马建丽．儿科学[M].长春：吉林科学技术出版社,2018:187.

②丁震．丁震护理学(中级)主管护师急救包[M].北京：北京航空航天大学出版社,2019:392.

二、婴幼儿内分泌系统的保健要点

（一）制订合理的生活制度

根据婴幼儿的身心特点，合理安排一日生活制度。睡眠充足与否会影响生长素的分泌量，因此每天应保证婴幼儿的睡眠时长及质量，以使其垂体分泌较多的生长激素，有利于婴幼儿的生长。

（二）合理安排饮食

合理、均衡的膳食对于内分泌系统的生长发育和功能都有很大的帮助。合理的膳食，能促进婴幼儿内分泌腺功能的提高，各类营养素如糖类、蛋白质、胆固醇、维生素D等都影响着内分泌系统的正常功能。适当给婴幼儿补充碘，以免导致缺碘性疾病的产生。

（三）防止婴幼儿性早熟

随着生活水平的不断提高，各种保健产品层出不穷，某些保健产品中含有激素成分。为了防止性早熟的出现，应尽量避免婴幼儿滥用营养品及激素食品。内分泌系统如果出现问题会影响婴幼儿各方面的生长发育，所以要为婴幼儿定时进行体检，发现异常情况要及时就医。

三、活动实施

先天性甲状腺功能减低症婴幼儿的护理

适用年龄

0~3岁各月龄段。

活动目标

根据实际情况开展护理工作，使学生掌握患先天性甲状腺功能减低症婴幼儿护理的相关理论知识，并进行实践操作。

活动内容

1.情况分析

彤彤24月龄，出生时查足底血被测出患有先天性甲状腺功能减低症。由于父母工作原因，将彤彤送到了你所在的托育机构，请你结合所学知识思考彤彤的护理措施并进行操作。

2.日常护理方案制订并实施

（1）环境护理：保持室内温度适宜，适当的增减衣物，维持患儿体温正常。

（2）饮食护理：少量多餐，合理添加辅食，观察体重。

（3）皮肤护理：纯棉衣物，涂擦润肤霜。

（4）保持大便通畅：观察大便次数及量，养成每天定时排便的习惯。

(5)发育行为训练:定期进行生长发育评估,对落后的婴幼儿及时进行康复训练。

(6)运动护理:每天保证1-2小时户外运动时间。

任务评价

一、教学评价

主题	内容	优秀	良好	一般	较差	很差
学习态度	能准时参加全部课程,按时提交作业,及时查阅教师上传的学习材料。	5	4	3	2	1
专业知识	了解婴幼儿内分泌系统的特点,掌握婴幼儿内分泌系统的保健要点。	5	4	3	2	1
研讨精神	积极参与讨论,对其他人的发言能提出合理的分析和见解。	5	4	3	2	1
团队协作	能很好地融入课堂小组讨论,共同推进学习进程。	5	4	3	2	1
沟通交流	能够清晰准确地表达自己的观点,与他人交流时态度语气恰当。	5	4	3	2	1
人文素养	能够关注婴幼儿保健等人文知识,有意识地树立职业精神。	5	4	3	2	1
信息素养	会检索常见的婴幼儿保健等专业文献数据库,主动阅读相关文献。	5	4	3	2	1
实践应用	能根据婴幼儿内分泌系统的特点,对婴幼儿采取合理的保健措施。	5	4	3	2	1
自我小结						

二、企业评价

主题	内容	优秀	良好	一般	较差	很差
专业能力	掌握婴幼儿内分泌系统的生理发育特点,准确把握婴幼儿内分泌系统的保健要点。	5	4	3	2	1
规范操作	根据婴幼儿内分泌系统的特点,设计并组织合理的活动,采取适当的保健措施。	5	4	3	2	1
安全防护	在实践过程中,把婴幼儿的安全放在首位,能采取适当的安全防护行为。	5	4	3	2	1
关怀意识	具有关怀意识,在操作过程中,注意婴幼儿的活动体验。	5	4	3	2	1
自我小结						

任务九
婴幼儿免疫系统的特点及保健要点

任务描述

免疫系统能够维持机体内环境的平衡和稳定，不同年龄阶段的婴幼儿免疫系统有着不同的发展规律。通过该任务的学习，掌握婴幼儿免疫系统的生理特点及保健要点，以帮助保教工作者树立正确、科学、合理的教养态度及方法。

1. 分小组讨论，完成工作表单1。

2. 分析案例《脆弱的甜甜》，完成工作表单2。

任务准备

1. 明确讨论主题、任务与内容。

2. 分组，5~8人一组，选定小组长或主持人。

3. 选择讨论地点，排列座位。座位应围成圆圈式或马蹄形。

任务实施

工作表单1

小组讨论

免疫系统能够维持机体内环境的平衡和稳定，那婴幼儿免疫系统具有哪些发育特点？成人可以采取哪些保健措施来提高婴幼儿的免疫能力？小组讨论，完成下表。

特点	保健措施

工作表单2

案例分析

脆弱的甜甜

两岁的甜甜最近身体很不好，经常会在大半夜剧烈咳嗽，严重的时候，还伴有呕吐的现象。甜甜妈妈也是一筹莫展，觉得甜甜怎么那么容易感冒，经常给甜甜吃感冒药，经常带甜甜去小区花园里面锻炼。

请利用所学知识分析案例中甜甜的问题可能是由哪些原因造成的？家长的正确做法是怎样？为什么？

致病原因	正确措施及理由

任务分析

通过该任务的学习，结合自身生活经验和实际案例，运用分析、讨论等学习方法，深入理解、分析0~3岁婴幼儿免疫系统的生理特点，在此基础上掌握保健的要点，从而在工作中提高婴幼儿机体的抵抗力。

学习支持

一、婴幼儿免疫系统的功能

1. 免疫防御，即抗感染，是指机体阻止病原微生物侵入，抑制其在体内繁殖扩散，并清除病原微生物及其产物的功能。

2. 免疫稳定，是指机体识别衰老，损伤变异或死亡的细胞，以维持生理平衡的功能。

3. 免疫监视，是指机体识别清除体内突变的，病毒感染的细胞的功能。

二、婴幼儿免疫系统的生理特点

1. 骨髓是造血器官，含有多功能干细胞。在胚胎时期和婴幼儿时期，所有骨髓均有造血功能，由于其含有丰富的血液，肉眼观呈红色，故名红骨髓。骨髓主要分布于肋骨、胸骨、椎骨、骨盆、颅骨、锁骨和肩胛骨。

2. 胸腺是T细胞发育分化和成熟的场所，新生儿的胸腺为15~20克，幼年期体积迅速增大，增生不良可导致机体免疫力低下。

3. 新生儿单核细胞发育已完善，但因缺乏辅助因子，其趋化、黏附、吞噬、氧化杀菌的能力均较成人差。

4. 出生时婴儿的T淋巴细胞数目较少，由于新生儿的T细胞辅助能力差，婴幼儿适应性免疫应答能力低下，针对病毒细菌的应答能力差，容易发生反复感染及迁延不愈。

5. 婴幼儿出生后由母体获得的先天性免疫力，可持续至6个月，这些先天性免疫力能辅助婴幼儿对抗外界感染。6个月后先天性免疫力会逐渐消失，所以婴儿极易在此时期发生感染。

三、婴幼儿免疫系统的保健要点

（一）坚持母乳喂养

世界卫生组织建议母乳喂养到两岁。母乳内含有大量的免疫物质，比如免疫球蛋白、乳铁蛋白、免疫活性细胞、脂肪酸、微生物（益生菌）。坚持母乳喂养，可有效预防感染性疾病，减少罹患过敏性疾病，大概率减少儿童肥胖等代谢性疾病，增强疫苗功效，益处可延续到成人期。

分泌型免疫球蛋白A（SIgA）：是母乳中含量最高的免疫球蛋白，能有效抵抗病菌入侵，对鼻咽部、咽喉、胃肠道起保护作用。

低聚糖（益生元）：母乳中含大约200种低聚糖，是天然益生元，能促进肠道益生菌（如双歧杆菌、乳酸杆菌等）的生长，构建健康肠道。同时抑制病毒、细菌、寄生虫等病原体，预防肠道、呼吸道及泌尿系统的感染。

首选母乳喂养，合理添加辅食，为抵御病毒提供能量。母乳可以为婴幼儿提供丰富而全面的抵抗力。到了4~6个月，如饮食兴趣浓厚，伸舌反射消失，应及时给婴儿添加辅食。一岁以前还是以奶为主，但也要注意辅食的正确添加，如8个月添加颗粒状食物，10个月添加手指状食物，一岁以后奶和辅食都必不可少。

（二）预防接种

1. 接种前：①注意婴幼儿身体状况；②穿柔软宽大的衣服；③保证休息，避免空腹接种；④向医生说明婴幼儿的健康状况，如疾病，早产儿或营养不良，要和医生事先沟通。

2. 接种时：不能蒙婴幼儿的眼睛，不能顾上不顾下，不能哄骗或暴力让婴幼儿接种，不能过于信任婴幼儿。

正确姿势：如在婴幼儿左上臂接种，家长坐下，婴幼儿应坐于家长腿上；家长左臂抱紧婴幼儿，使婴幼儿头部靠在家长左肩部；将婴幼儿右臂置于家长身后；家长用右臂固定婴幼儿双腿，右手握住婴幼儿左手，防止在接种过程中乱动。

3.接种后：在医院观察半个小时。如有急性过敏反应，医护人员会做出及时救助。如回家后出现不良反应（如突发性高烧、意识不清、恶心呕吐或抽搐等）需马上就医。

（三）适当免疫

婴儿抚触，大动作游戏，每日“操练”不能少。

在婴幼儿0~6个月龄时进行被动免疫，比如抚触和被动操等，在6个月后尽量让婴幼儿在逗引下做尽可能多的主动免疫。免疫可加强婴幼儿的血液循环和呼吸功能，使骨骼和肌肉得到锻炼，还能增强食欲和机体的抵抗力，促进动作发展，使其灵活性增加，心情愉快。

（四）不必过分干净，正确护理皮肤、肠道、呼吸道

1.皮肤方面，在天气不太热的时候，不要每天给婴幼儿洗澡，冬天每周1~2次，春秋每周3~4次，否则不利于皮肤屏障的良好建立。

2.肠道方面，益生菌，如双歧杆菌类，不要长期给婴幼儿补充。吃此类益生菌需要在医生指导下使用，不然容易影响婴幼儿本身肠道菌群的建立。不正确使用容易产生依赖性。

3.呼吸道方面，如果照护者有呼吸道疾病，请正确戴好口罩，6个月以前的婴儿极易被传染。6个月之后照护者也需注意。有多个小朋友的家庭要注意预防交叉感染。

（五）良好睡眠

建立规律睡眠习惯，保证充足休息时间。

22:00~1:00是生长激素分泌高峰。半个小时才能进入深度睡眠，所以要在21:30让婴幼儿入睡。每天建立规律的睡眠习惯，如穿睡衣、讲故事、喝奶、睡觉。尽量不改变婴幼儿的睡眠习惯，养成良好的生活作息。保证充足的睡眠时间，对婴幼儿的代谢及增强抵抗力，有良好的作用。

三、活动实施

被动操

适用年龄

2~6月龄段。

活动目标

促进婴儿骨骼和肌肉的发育，增强免疫力。

活动准备

环境准备：室内空气清新，室温保持25℃左右。

物质准备：软硬适中的操作台、舒缓音乐、天然植物油。

照护者准备：除去饰品，清洁双手。

活动过程

1. 肩关节运动

婴儿仰卧，照护者双手握住婴儿的双手，把拇指放在婴儿手掌内，让婴儿握拳。握住婴儿左手由内向外做圆形的旋转肩关节动作。握住婴儿右手做与左手相同的动作。

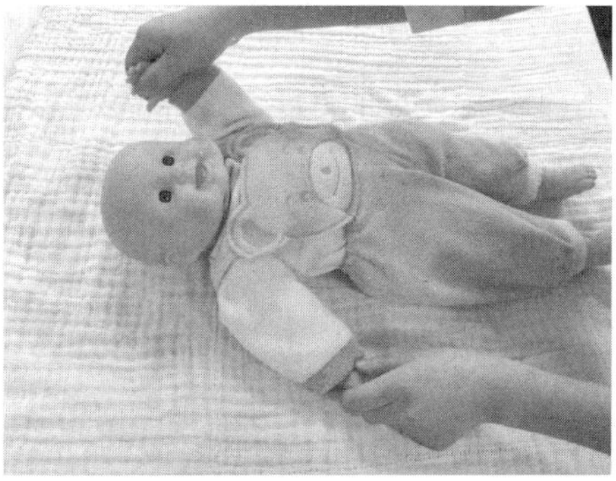

图1-15 肩关节运动

2. 伸展上肢运动

(1)上肢运动是为了能够活动婴儿的肩部肌肉以及关节。让婴儿仰卧，照护者双手握住婴儿的双手，把拇指放在婴儿手掌内，让婴儿握拳。双手向外展开，双手前平举，掌心相对，距离与肩同宽。

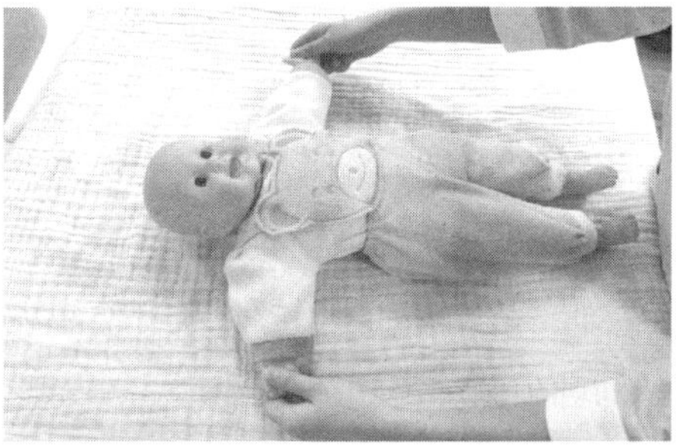

图1-16 伸展上肢运动

(2)双手胸前交叉。

(3)双手向上举过头，掌心向上，动作轻柔。

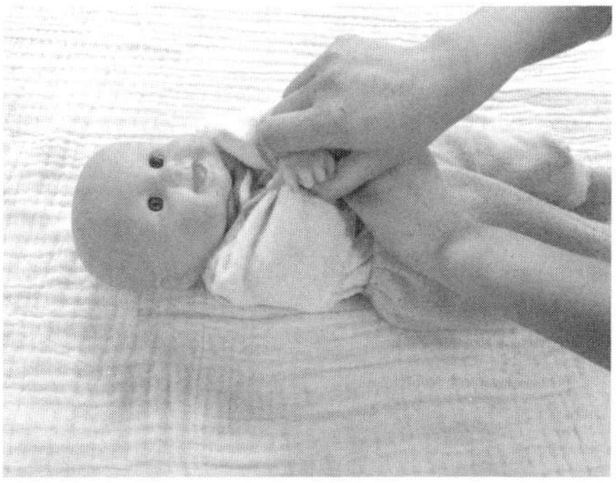

图1-17 伸展上肢运动

(4)动作交替，重复四次。

3. 伸屈踝关节

(1)婴儿仰卧，照护者左手握住婴儿脚踝，右手握住婴儿脚掌，右手拇指放在婴儿脚指处。

(2)向上屈伸左侧踝关节。

(3)向下还原。

(4)右脚同左脚。

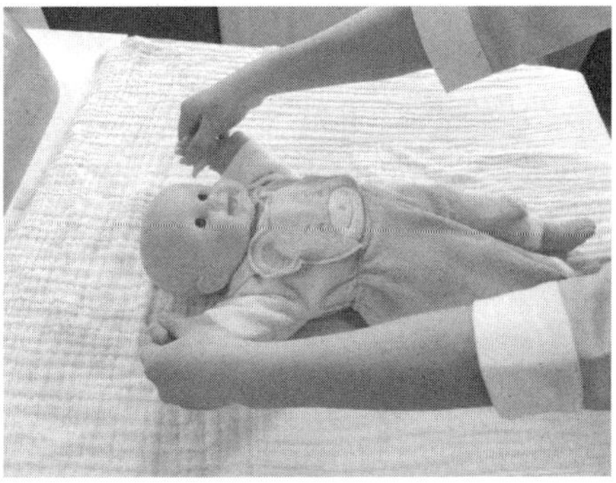

图1-18 伸展上肢运动

4.两腿轮流伸屈

(1)婴儿仰卧,照护者双手握住婴儿两小腿,交替伸展膝关节,做踏车动作。

(2)左腿屈缩到腹部、伸直。右脚同左脚。

5.下肢升直上举

婴儿仰卧,两腿伸直平放,照护者两手掌心向下,握住婴儿两膝关节。将两脚伸直上举90°,慢慢还原。

6.转体、翻身

(1)婴儿仰卧,照护者一手扶婴儿胸部,一手垫于婴儿背部。

(2)帮助从仰卧转体为侧卧。或从仰卧到俯卧再转为仰卧。

注意事项

1.在婴儿进食后半小时进行。

2.做操时速度要慢,要有节律。

3.每天活动1~2次。

4.要及时补充水分。

5.注意婴儿的表情反应,与婴儿进行实时互动。

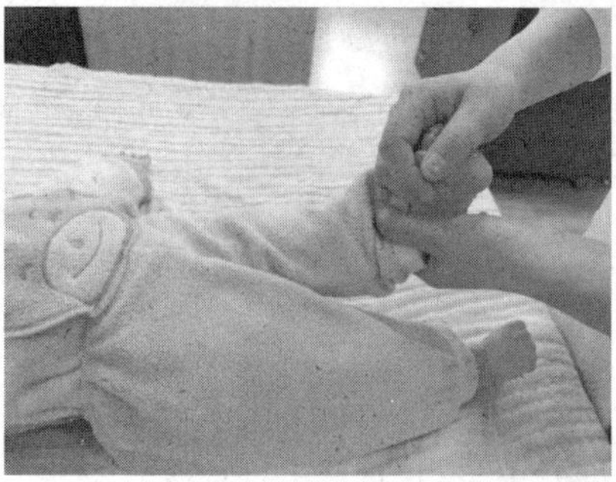

图1-19 伸屈踝运动

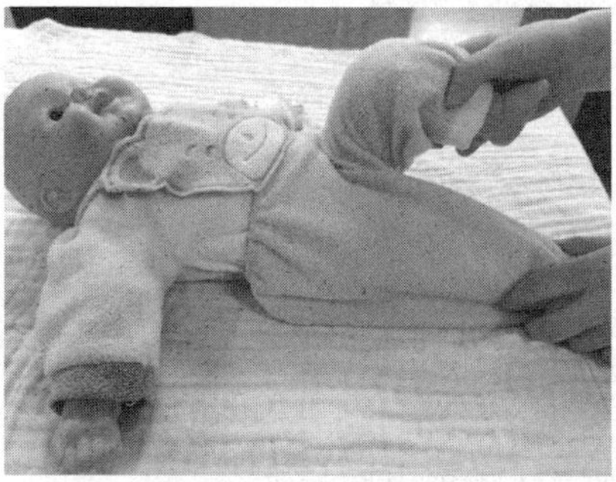

图1-20 伸屈踝运动

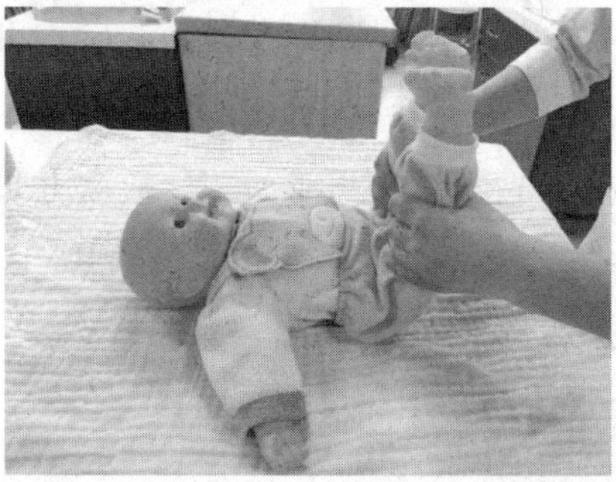

图1-21 下肢升直上举

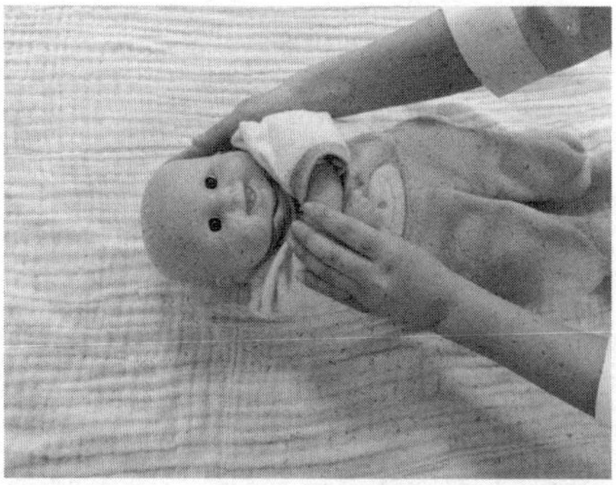

图1-22 转体

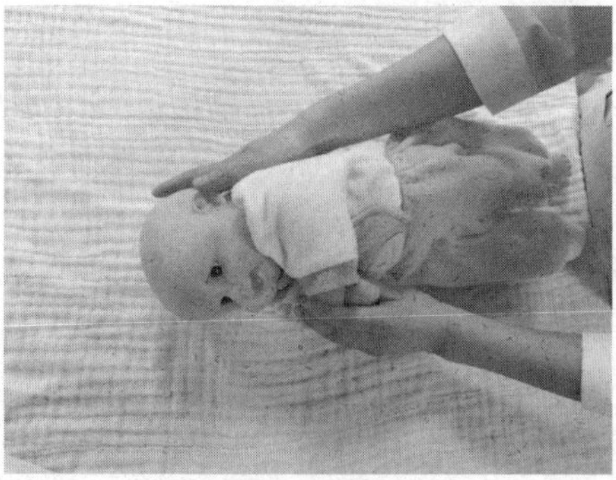

图1-23 翻身

任务评价

一、教学评价

主题	内容	优秀	良好	一般	较差	很差
学习态度	能准时参加全部课程，按时提交作业，及时查阅教师上传的学习材料。	5	4	3	2	1
专业知识	了解婴幼儿免疫系统的特点，掌握婴幼儿免疫系统的保健要点。	5	4	3	2	1
研讨精神	积极参与讨论，对其他人的发言能提出合理的分析和见解。	5	4	3	2	1
团队协作	能很好地融入课堂小组讨论，共同推进学习进程。	5	4	3	2	1
沟通交流	能够清晰准确地表达自己的观点，与他人交流时态度语气恰当。	5	4	3	2	1
人文素养	能够关注婴幼儿保健等人文知识，有意识地树立职业精神。	5	4	3	2	1
信息素养	会检索常见的婴幼儿保健等专业文献数据库，主动阅读相关文献。	5	4	3	2	1
实践应用	能根据婴幼儿免疫系统的特点，对婴幼儿采取合理的保健措施。	5	4	3	2	1
自我小结						

二、企业评价

主题	内容	优秀	良好	一般	较差	很差
专业能力	掌握婴幼儿免疫系统的生理发育特点，准确把握婴幼儿免疫系统的保健要点。	5	4	3	2	1
规范操作	根据婴幼儿免疫系统的特点，设计并组织合理的活动，采取适当的保健措施。	5	4	3	2	1
安全防护	在实践过程中，把婴幼儿的安全放在首位，能采取适当的安全防护行为。	5	4	3	2	1
关怀意识	具有关怀意识，在操作过程中，注意婴幼儿的活动体验。	5	4	3	2	1
自我小结						

任务十
婴幼儿感觉器官的特点及保健要点

任务描述

感觉器官是人认识世界的途径，人体能感受到周围事物的变化，与外界环境产生联系，都是通过感觉器官来完成的。感觉包括视觉、听觉、嗅觉、触觉、味觉。通过本任务的学习能够掌握0~3岁婴幼儿感觉器官的特点，以及与之相适应的保健要点，让照护者能在保教过程中树立科学的观念，采取合理的保健手段。

1.分小组讨论，完成工作表单1。

2.小组讨论分析，完成工作表单2。

3.分析案例《爱生病的毛毛》，完成工作表单3。

任务准备

1.明确讨论主题、任务与内容。

2.分组，5~8人一组，选定小组长或主持人。

3.选择讨论地点，排列座位。座位应围成圆圈式或马蹄形。

任务实施

工作表单1

小组讨论

请分析：感觉器官包括哪些部分？0~3岁婴幼儿不同感觉器官有什么特点？照护者在照护过程中要注意哪些保健要点？

器官	特点	保健要点

工作表单2

讨论分析

随着时代的不断进步,电子产品也充斥了人们的生活。在大街上随处可见"低头族",婴幼儿也不例外。一岁的孩子学会了如何解锁手机,越来越多的孩子们"抛弃"出门玩耍,迷恋上了手机或者iPad等电子产品,婴幼儿的视力问题也越来越多,成了家长的困扰。

请讨论:婴幼儿能不能经常玩手机?为什么?

婴幼儿能否经常玩手机	原因

工作表单3

案例分析

爱生病的毛毛

冬天,2岁的毛毛在小区篮球场上与同伴们一起玩耍,毛毛妈妈看到毛毛满头大汗,衣服都被汗水浸湿,所以脱去了毛毛身上的羽绒服。回家后,毛毛开始打喷嚏、流鼻涕,毛毛妈妈觉得毛毛抵抗力差,太容易感冒了。

请分析:毛毛妈妈的做法是否正确?为什么?请你根据婴幼儿的特点,提出相应的建议。

是否正确	原因	建议

任务分析

通过该任务的学习及实践,运用分析、讨论等学习方法,深入理解、分析0~3岁婴幼儿感觉器官的生理特点,并依据不同的特点处理现实中所存在的实际问题,选择适当的保健方法。

学习支持

一、婴幼儿感觉器官的生理特点

(一)婴幼儿眼的生理特点

1.眼球的前后径较短。

婴幼儿眼球的前后径较短,物体成像在视网膜的后方,呈现生理性远视。随着年龄的增长,眼球逐渐发育完善,眼球前后距离变长,一般到5岁左右可转为正视。

2.晶状体有较好的弹性。

婴幼儿眼球的晶状体弹性大,调节能力较强,能看清很近的物体,所以即使把书放在距离眼睛很近的地方,婴幼儿也能看得很清楚,但这容易使眼球处于疲劳状态,长此以往会形成近视眼。

(二)婴幼儿耳的生理特点

1.外耳道壁尚未完全骨化。

婴幼儿的外耳道短且窄,外耳道壁尚未完全骨化,皮下组织少,气温较低时易生冻疮。若不小心使眼泪等流入婴幼儿的外耳道或掏耳朵时用力过大,可使外耳道皮肤长疖。

2.咽鼓管相对比较短,平直管径较粗,易患中耳炎。

婴幼儿的咽鼓管比成人的短,管径较粗且位置平直,因此咽喉和鼻腔受感染后,病菌易侵入中耳,引起中耳炎,中耳炎还可能导致脑膜炎。

3.耳蜗的感受能力较强。

婴幼儿耳蜗的感受能力比成人强,对声音很敏感,所以婴幼儿对噪声敏感。若婴幼儿长期受到噪声污染,容易影响睡眠与休息,严重可导致听觉迟钝、听力下降。

(三)婴幼儿皮肤的生理特点

1.皮肤的保护能力差。

婴幼儿皮肤柔嫩,表皮的角质层比较薄,皮下脂肪也较少,因此保护功能较差,易受损伤和感染。

2.皮肤调节体温的能力差。

婴幼儿皮肤面积相对较大且内含丰富的毛细血管,所以皮肤散发的热量较多、散热快。同时婴幼儿汗腺发育不完善,神经系统对体温的调节还不够稳定,导致婴幼儿不能及时适应外界温度的变化,因此婴幼儿皮肤调节体温的能力较差,容易着凉或中暑。

3.皮肤的渗透作用强。

婴幼儿皮肤薄嫩，渗透性很强，部分有毒物质可以被皮肤吸收到体内引起中毒。

4.皮肤感觉不灵敏。

婴幼儿表皮、真皮的发育均不够完善，对刺激的反应不够灵敏，容易造成损伤。

二、婴幼儿感觉器官的保健要点

（一）婴幼儿眼的保健要点

1.养成良好的用眼习惯。

照护者应该监督和教育婴幼儿，帮助其养成良好的用眼习惯。用眼时环境光线要适宜，光线不宜太暗或太亮，以免损伤眼睛。用眼姿势要正确。控制婴幼儿用眼时间，每次不宜超过30分钟，避免过度疲劳。集中用眼一段时间后，可以适当进行户外活动，缓解眼睛疲劳。

2.注意眼部卫生和安全。

照护者应该提醒婴幼儿不要用手揉眼睛，不要使用别人的毛巾、手帕擦拭眼睛。避免婴幼儿玩弹弓、竹签等危险物品。避免婴幼儿接触刺激性化学物品。

3.定期检查视力。

婴幼儿时期是视觉发展的关键期，因此应该定期为婴幼儿检查视力，以便发现异常之后及时矫正。视力检查宜半年一次。

（二）婴幼儿耳的保健要点

1.防止耳郭损伤。

婴幼儿皮肤娇嫩，不要使用尖锐的工具为其掏耳朵，以免造成外耳道皮肤和鼓膜的损伤，引起外耳道感染或听力下降。正常情况下，婴幼儿的耳垢会自动掉出，若发生耳垢堵塞，可以去医院就诊，请医生取出。

2.预防中耳炎。

要保持婴幼儿鼻咽的清洁，及时为其清除过多的分泌物，避免让婴幼儿躺着进食、喝水。洗澡、洗头时也要注意，以防水进入外耳道，造成中耳炎。同时应学会擤鼻涕的正确方法，不可过度用力，应先按住一侧鼻孔擤另一侧。

3.减少噪声污染。

噪声会损伤婴幼儿的听力。尽量让婴幼儿的生活环境保持安静，减少噪声的污染。照护者与婴幼儿说话时音量应该适中，电视、电脑音量不要过大。另外在听到震耳的声音时，要及时为婴幼儿捂住耳朵并教其张开嘴巴，预防强音震破耳膜从而影响听力。

(三)婴幼儿皮肤的保健要点

1.保持皮肤的清洁卫生。

保护皮肤最重要就是保持皮肤清洁。婴幼儿从小就要养成良好的清洁习惯,要经常洗手、洗脸、洗澡等,勤剪指甲,及时更换、清洗衣物,保持皮肤清洁。

2.选择合适的衣物。

当季节、气候发生变化时,应提醒婴幼儿增减衣物。婴幼儿剧烈活动时,可在背部垫上隔汗巾。婴幼儿的尿布及衣物都应质地柔软,吸水性好,以纯棉为主。

3.防止皮肤意外损伤。

皮肤是人体的第一道防线,如果出现破损,外界的异物、细菌容易乘虚而入,所以在一日生活中应尽量避免婴幼儿发生摔伤等意外伤害。还要注意选择适合婴幼儿的洗护用品,不用刺激性较强的洗护用品。

4.坚持户外锻炼。

经常组织婴幼儿进行户外锻炼,让婴幼儿充分接触空气和阳光,可以增强皮肤的血液循环,提升婴幼儿皮肤对冷热变化的适应能力,提高皮肤调节体温的能力,从而增强机体的抵抗力。

三、活动实施

婴幼儿沐浴

适用年龄

0~2岁各月龄段。

活动目标

掌握婴幼儿沐浴的正确方法,清洁婴幼儿皮肤,促进血液循环,增强身体的舒适度。

活动准备

环境准备:室内空气清新,室温保持26℃左右。

物质准备:毛巾、浴盆、沐浴露等。

照护者准备:除去饰品,清洁双手。

活动过程

1.备水。37℃~39℃的热水,用水温计测水温。

2.脱衣服。

3.洗头。首先根据婴幼儿年龄选取恰当的洗头姿势,照护者让婴幼儿站立弯腰低头或将婴幼儿抱起仰面朝上,然后清洗头部。

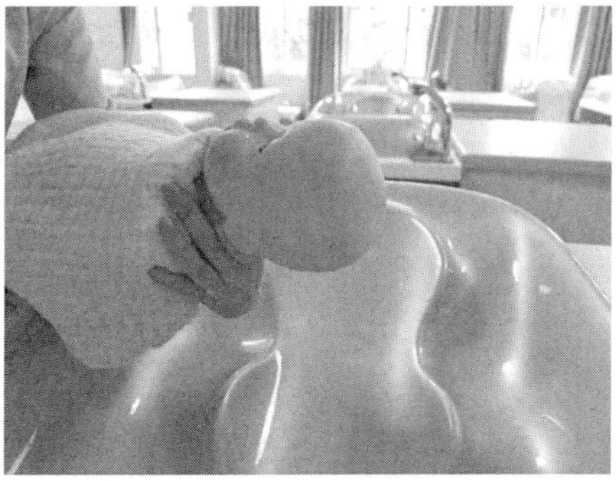

图1-24 洗头

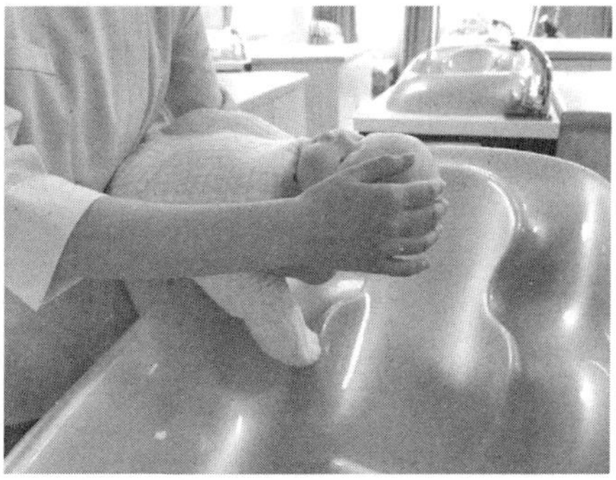

图1-25 洗头

4.入盆。在婴幼儿胸腹部搭一小毛巾。

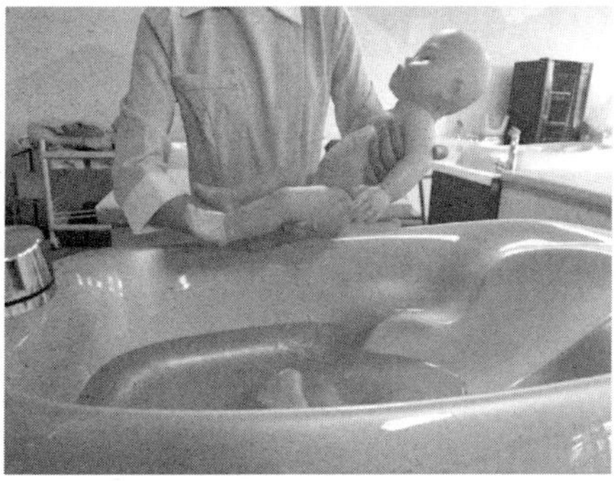

图1-26 入盆姿势

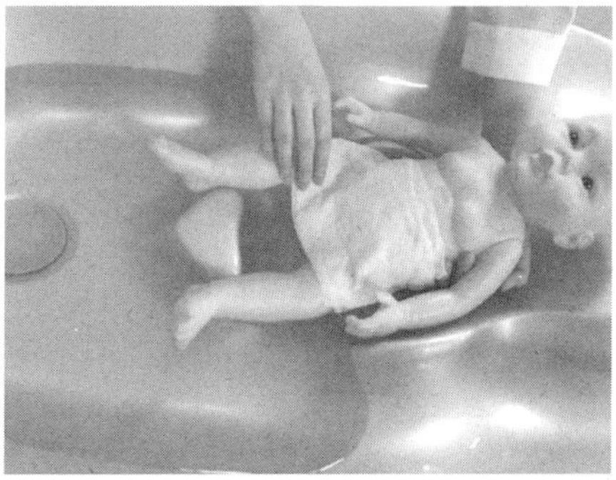

图1-27 入盆

5.洗脸。将洗脸的小毛巾放入温水中,拧至不滴水,对折两次,呈四角重叠的近似正方形。用毛巾两个角分别清洗婴幼儿眼睛,从眼角内侧向外轻轻擦拭;用小毛巾的另外两个角分别清洗鼻孔下方、口周。换毛巾另一面,由内向外清洗前额、脸颊、颈部。再换毛巾一面,清洗外耳道、耳郭及耳后。期间应清洗毛巾1~2次,以保证毛巾的清洁。

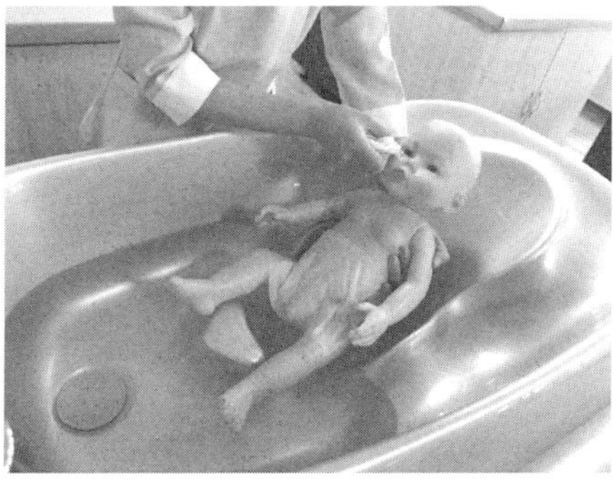

图1-28 洗脸

6. 洗前身。依次清洗颈下、胸部、腹部、上肢、腋下、下肢、腹股沟、会阴等处，边洗边冲净沐浴露。

7. 洗后背。依次清洗后颈、背部、臀部、下肢等部位，边洗边冲净沐浴露。

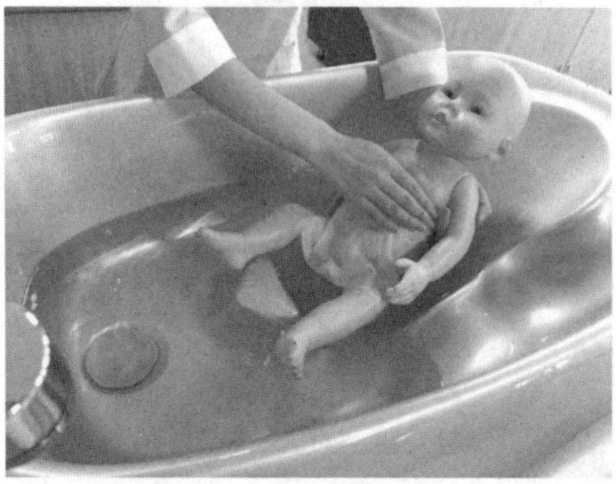
图1-29 洗后背

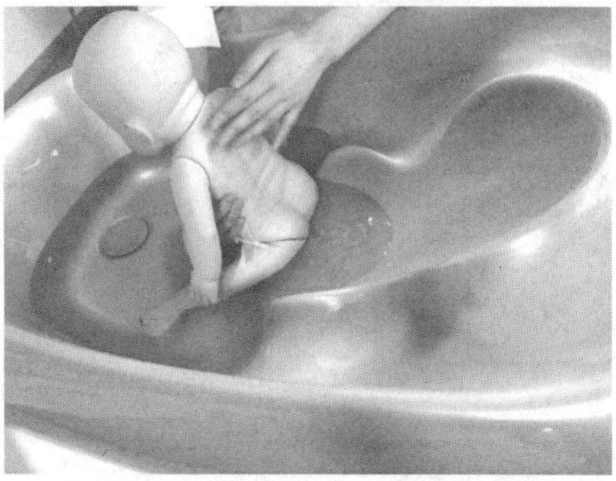
图1-30 洗前身

8. 出盆。左手从婴幼儿后方握住婴幼儿左肩及腋窝处，婴幼儿头颈部枕在照护者左臂上，照护者右手握住婴幼儿左腿近腹股沟处，将婴幼儿抱出浴盆，放在铺有干净浴巾的操作台上。用浴巾包裹婴幼儿全身并将水蘸干，尤其注意耳后及皮肤皱褶处，垫好尿布，给婴幼儿擦干头发。

9. 浴后护理。用棉签轻轻清除外耳道、眼部分泌物，若有鼻痂，可用棉签蘸温水，轻轻清除。

10. 穿衣。包好尿布，穿好衣服。

注意事项

1. 沐浴应在婴幼儿进食后1小时进行。

2. 准备备用水，防止水温变凉。

3. 注意未脱落的脐带，不要污染、进水。

4. 注意皮肤褶皱处的清洁。

5. 不要使用温度过高的水。

任务评价

一、教学评价

主题	内容	优秀	良好	一般	较差	很差
学习态度	能准时参加全部课程,按时提交作业,及时查阅教师上传的学习材料。	5	4	3	2	1
专业知识	了解婴幼儿感觉器官的特点,掌握婴幼儿感觉器官系统的保健要点。	5	4	3	2	1
研讨精神	积极参与讨论,对其他人的发言能提出合理的分析和见解。	5	4	3	2	1
团队协作	能很好地融入课堂小组讨论,共同推进学习进程。	5	4	3	2	1
沟通交流	能够清晰准确地表达自己的观点,与他人交流时态度语气恰当。	5	4	3	2	1
人文素养	能够关注婴幼儿保健等人文知识,有意识地树立职业精神。	5	4	3	2	1
信息素养	会检索常见的婴幼儿保健等专业文献数据库,主动阅读相关文献。	5	4	3	2	1
实践应用	能根据婴幼儿感觉器官的特点,对婴幼儿采取合理的保健措施。	5	4	3	2	1
自我小结						

二、企业评价

主题	内容	优秀	良好	一般	较差	很差
专业能力	掌握婴幼儿感觉器官的生理发育特点,准确把握婴幼儿感觉器官的保健要点。	5	4	3	2	1
规范操作	根据婴幼儿感觉器官的特点,设计并组织合理的活动,采取适当的保健措施。	5	4	3	2	1
安全防护	在实践过程中,把婴幼儿的安全放在首位,能采取适当的安全防护行为。	5	4	3	2	1
关怀意识	具有关怀意识,在操作过程中,注意婴幼儿的活动体验。	5	4	3	2	1
自我小结						

推荐阅读

1. 康宋玲，许晨宇. 0–3 岁婴幼儿抚育与教育[M]. 北京：北京师范大学出版社，2021.

2. 邵小佩，邹霞. 0–3 岁婴幼儿保育与教育[M]. 北京：人民邮电出版社，2017.

3. 易宵，冯永娜. 0–3 岁婴幼儿卫生与保健[M]. 镇江：江苏大学出版社，2021.

4. 张兰香，潘秀萍. 学前儿童卫生与保健[M]. 北京：北京师范大学出版社，2016.

5. 张徽. 幼儿卫生与保健[M]. 上海：华东师范大学出版社，2014.

项目小结

本项目主要介绍了婴幼儿九大系统和感觉器官的特点及保健要点，重点掌握九大系统的生理特点及保健，这有利于为婴幼儿创设科学合理的活动和保健措施奠定坚实的理论基础。

思考练习

1.（单选题）婴幼儿的心率与成人心率相比（　　）。

A. 比成人慢　　B. 比成人快　　C. 相同　　D. 不一定

2.（单选题）动静交替，劳逸结合，这符合大脑皮质活动规律是（　　）。

A. 优势原则　　B. 镶嵌式活动　　C. 始动调节　　D. 保护性抑制

3. 婴幼儿为什么要保证充足的睡眠？如果长期睡眠不足，会有什么影响？

4. 生活中经常看到有的家长给婴幼儿穿紧身的衣物，这种着装合适吗？为什么？请结合循环系统所学知识进行分析。

实践实训

请选择一所托育机构或者一位婴幼儿的家长，观察托育教师或家长为婴幼儿创设的活动和保健措施，分析评价这些活动是否遵循了婴幼儿的生理发育特点。

项目二

婴幼儿生长发育与评价

项目目标

知识目标：

1. 掌握婴幼儿生长发育的规律。
2. 了解影响婴幼儿生长发育的因素。
3. 掌握测量婴幼儿生长发育的指标。
4. 了解婴幼儿生长发育的评价方法。

技能目标：

1. 能够正确测量婴幼儿的形态指标、生理功能指标、生物化学指标。
2. 能够科学合理地评价婴幼儿的生长发育情况。

情感目标：

1. 热爱婴幼儿照护事业，具有良好的职业操守。
2. 以认真负责、科学严谨的态度评价婴幼儿的生长发育情况。

学习重难点

学习重点：能够测量婴幼儿的生长发育指标。

学习难点：掌握影响婴幼儿生长发育的因素。

思维导图

- 婴幼儿生长发育与评价
  - 婴幼儿生长发育的规律及影响因素
    - 婴幼儿生长发育的规律
    - 影响婴幼儿生长发育的因素
  - 婴幼儿生长发育测量与评价
    - 婴幼儿生长发育测量
    - 婴幼儿生长发育评价

任务一

婴幼儿生长发育的规律及影响因素

任务描述

生长发育是从受精卵到各器官发育成熟的过程，是婴幼儿不同于成人的重要特点。婴幼儿在生长发育的整个过程中呈现出一定的规律，但某些因素又会影响这些规律的形成。因此本任务主要分析婴幼儿生长发育的规律及其影响因素，为托育工作者科学照护婴幼儿提供参考和依据。

1. 扫描二维码观看视频，分析并总结婴幼儿生长发育的规律，完成工作表单1。

2. 扫描二维码观看视频，分析并总结影响婴幼儿生长发育的因素有哪些，完成工作表单2。

婴幼儿生长发育的一般规律

任务准备

1. 明确讨论主题、任务与内容。

2. 扫描二维码观看视频。

任务实施

工作表单1

视频

请同学们扫描二维码观看视频，分析并总结婴幼儿生长发育的规律，并结合生活实际举例说明。

生长发育的规律	举例说明

影响幼儿生长发育的因素

工作表单2

视频

请同学们扫描二维码观看视频，分析并总结影响婴幼儿生长发育的因素。

影响因素	原因

任务分析

婴幼儿与成人最大的区别就在于婴幼儿处于不断生长发育的过程中，各系统、器官、组织等逐渐长大，功能也日趋成熟。婴幼儿生长发育的水平和速度，是反映其健康状况的重要指标。因此，掌握婴幼儿生长发育的规律，了解影响婴幼儿生长发育的各种因素，对于托育工作者及家长来说是非常必要的。

学习支持

一、婴幼儿生长发育的规律

婴幼儿生长发育的一般规律是指群体婴幼儿在生长发育过程中所具有的一般现象。虽然婴幼儿在发育过程中，由于环境、营养、体育锻炼、疾病或遗传因素而出现各方面的个体差异，包括形态、机能、性成熟等，但一般的规律还是存在的。

（一）生长发育的不均衡性

1.生长发育速度的不均衡。

生长发育是连续的、有阶段性的过程。生长发育在整个婴幼儿时期不断进行，但各年龄阶段生长发育有一定的特点，不同年龄阶段生长速度不同。例如，体重和身高在出生后第一年，尤其前三个月增长很快，第一年为出生后的第一个生长高峰，年生长可达25cm；第二年身高可增长10~12cm；直到6岁生长发育均较快，平均每年可达5~7cm，以后生长速度逐渐减慢，至青春期生长速度又加快，出现第二个生长高峰。

2.身体各部分生长速度的不均衡性。

生长发育有一定顺序性。身体各部分的生长发育不是同时进行的，而是遵循由上到下、由近到远、由粗到细、由低级到高级、由简单到复杂的顺序规律。如出生后运动发育的规律是：先抬头，后抬胸，再会坐、立、行（从上到下）；从臂到手，从腿到脚的活动（近到远）；从全掌抓握到手指拾取（从粗到细）；先画直线后画圈、图形（简单到复杂）；先会看、听、感觉事物，认识事物，发展到有记忆、思维、分析、判断（低级到高级）。

3. 各系统生长发育的不均衡。

人体各系统的发育快慢不一，各有先后。神经系统发育较早，脑的发育在出生后第1年最快，6岁时脑的大小和重量已接近成人水平。淋巴系统，出生后生长迅速，到青春期达到顶峰，然后逐渐退化。生殖系统发育较晚，到青春期才迅速发育。其他系统如呼吸、循环、消化、泌尿、肌肉系统的发育与体格生长相平行。（见图2-1）

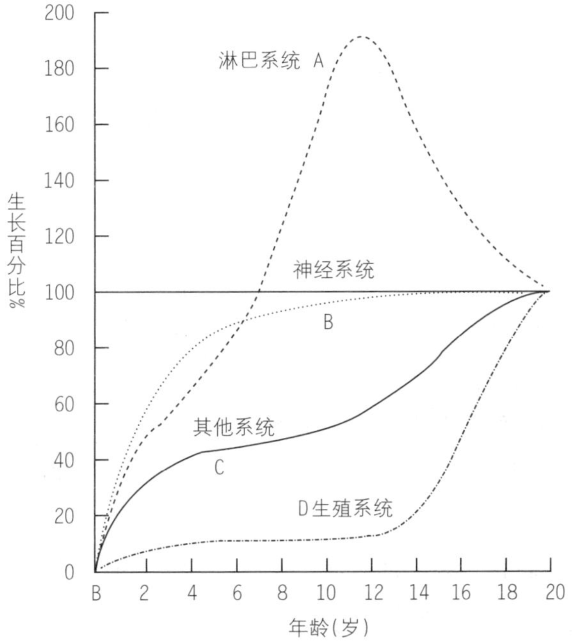

图2-1 婴幼儿各系统的生长发育情况（图中的100%是指达到成人的水平）

（二）生长发育的个体差异性

每个婴幼儿的生长发育都有其自身的特点。虽然婴幼儿的生长发育有一定的规律，但受遗传和环境的交互影响，存在相当大的个体差异。每个婴幼儿有自己的生长“轨道”，其体型（高矮胖瘦）、生理功能（强弱）和心理特点（智力的高低）各不相同，即使是一对同卵双胞胎，之间也存在着微小的差别。因此，在评价某个婴幼儿的生长发育状况时，不能简单地将指标数据与标准平均数比较，应考虑个体发育的差异性，观察其动态发育，才更有意义。

二、影响婴幼儿生长发育的因素

影响婴幼儿生长发育的因素，概括地说可以分成两大类，即内在的遗传因素和外在的环境因素。环境因素主要指营养、体育锻炼、疾病、生活习惯等。遗传因素决定生长发育的可能性，环境因素决定生长发育的现实性。婴幼儿生长发育的过程也就是个体的遗传因素与环境因素相互作用的过程。

（一）遗传因素

遗传因素决定机体生长发育的可能性。同卵双生子为研究遗传因素对机体生长发育的影响提供了最好的素材。研究表明，同卵双生子身高的差别很小，头围也很接近，这说明骨骼系统的发育受遗传因素影响较大。另外，父母的种族、身高素质等遗传因素与婴幼儿的生长发育也有一定的关系。

（二）环境因素

1.营养。

营养是保证婴幼儿生长发育的物质基础，营养素缺乏或不合理的膳食不仅会影响发育，而且会导致各种营养缺乏症。0~3岁的婴幼儿正在迅速的生长发育，对各种营养素的需要量相对比成人高，尤其对产热营养素的需要量。新生儿热能需要量为60kcal/（kg·天），1岁以内婴儿热能需要量为100~110kcal/（kg·天），1~2岁婴幼儿热能需要量为90~100kcal/（kg·天），2~3岁婴幼儿热能需要量为80~90kcal/（kg·天）。在婴幼儿生长发育过程中既要防止热能摄入不足，又要防止热能摄入过多，热能摄入不足会导致婴幼儿体重不增、生长发育缓慢，体弱多病，热能摄入过多会导致婴幼儿肥胖症。

在影响婴幼儿生长发育的各种营养要素中，矿物质和微量元素的作用日益受到重视。例如，充足的钙与维生素D的供给不仅能影响婴幼儿骨骼增长和骨骼硬度的增加，而且与恒牙的健康有关。因在此阶段婴幼儿乳牙已出齐，恒牙要在6岁左右开始长出，但其钙化过程早在出牙前便开始，所以钙和维生素D的营养状况是很重要的；锌参与人体50多种酶合成，并且在蛋白质的合成过程中起着重要的作用；婴幼儿无论在出生前后还是在生长发育旺盛的时期都需要锌；碘是合成甲状腺素的重要原料；氟是骨骼和牙齿的组成成分，它们对婴幼儿的生长发育有着直接的影响。

2.体育锻炼。

体育锻炼可以加快全身血液循环、改善肌肉和骨骼系统的营养状况。适度的锻炼可增加对骨端骺板的刺激，加速骨细胞的增殖，从而促进骨骼的生长。此外，体育锻炼还能刺激脑垂体分泌生长激素，加快婴幼儿的生长发育，促使婴幼儿长高。从血液中生长激素浓度1日内变动的研究结果得知，生长激素的浓度在夜间明显增高，内分泌系统所释放的生长激素要比白天多得多。因此保证婴幼儿充足的睡眠是保证他们身体正常发育的必要条件。多在户外条件下进行锻炼，对增强婴幼儿体质、减少疾病、提高发育水平有很大作用。这些温和的、反复的刺激可以加速机体新陈代谢，增强皮肤、黏膜对气候突然变化的适应能力，并可加速全身血液循环，提高消化能力。

3.疾病。

任何疾病对婴幼儿生长发育都能发生直接影响，影响程度决定于病变涉及的部位、病程的长短和疾病的严重程度。一般急性疾病对生长的影响是暂时的，尤其是在身体营养状况良好的情况下，可以很快恢复。但反复的呼吸道感染和腹泻等，如果治疗不及时，往往会影响婴幼儿的生长发育。长期性疾病，如慢性感染、慢性肝炎、慢性肾炎、哮喘、心脏病、贫血等均可影响身高增长。此外，如染色体异常、内分泌疾病、软骨发育不全等重大疾病，都会引起身高明显低于同龄儿，医学上称为病理性矮小。因此，积极防治疾病，对生长期的婴幼儿有着十分重要的意义，通过早期诊断和治疗，一些疾病造成的生长损害是可以得到完全或部分恢复的。

4.生活习惯。

有规律、有节奏的生活习惯可以保证婴幼儿进行足够的户外活动、适当的学习和劳动、定时进餐和充足的睡眠，有利于促进婴幼儿的生长发育。当婴幼儿有良好的生活习惯时，身体各部分因活动与休息能得到适当的交替，可消除疲劳；身体的营养消耗也可得到及时的补充，可保证机体的正常代谢。

5.其他因素。

季节与气候因素对婴幼儿的生长也有一定的影响。季节对生长发育的影响显著地体现在身高和体重等方面，一般在春季身高增长最快，秋季体重增长最快，炎热季节部分婴幼儿的体重会有所下降。全年体重的增加，在9月份至次年2月份里最多，增长量约为全年的2/3以上。身高增长最快的季节在3月份至5月份，身高的增长量为9~12月份间增长量的2~2.5倍。

环境污染阻碍婴幼儿的生长发育。对于婴幼儿健康来讲，主要环境污染包括水污染、空气污染、土壤污染和食品污染。水传播疾病中死亡率最高的是腹泻。据统计，全球每年约有130万婴幼儿死于腹泻，其中12%是发展中国家5岁以下的婴幼儿。空气污染也是影响婴幼儿生长发育的重要因素，许多婴幼儿因为呼吸到空气中的可吸入颗粒物、二氧化硫等而患病。研究者对受大气污染城市的婴幼儿进行了10年以上的追踪观察，发现环境污染对于婴幼儿的生理功能（如肺活量、肌张力）的发育有较明显的影响。

资料链接

婴幼儿追赶性生长

追赶性生长是指在一段时间的生长缓慢后，出现年生长速度大于同龄人的情况。例如，婴幼儿患了生长激素缺乏、神经性厌食、甲状腺机能低下、肠吸收不良综合征和营养不良等疾病以后，都会阻碍正常发育。但这些阻碍经过有效治疗，一旦被克服以后，婴幼儿即会恢复生长，这种在康复阶段加快生长的现象，称之为“追赶性生长”，其特点是生长的持续时间比正常婴幼儿长，发育状况的改善较为明显。因此，防治各种急、慢性疾病和消耗疾病，对保证婴幼儿正常生长发育十分重要。

例如，有些生长激素缺乏的婴幼儿生长速度明显低于正常儿童，骨骼发育明显落后，骨龄小。使用生长激素治疗后，出现追赶性生长，生长速度超过当地同龄婴幼儿平均速度，骨龄追赶性生长速度也超过平均速度。正因为有了追赶性生长，这些婴幼儿尽管突增的开始年龄和完全成熟都有所推迟，但最终还可达到正常水平的身高。

但是，并不是所有的疾病恢复过程都必然有“追赶性生长”，婴幼儿能否出现“追赶性生长”，能否使生长恢复到原有的正常轨迹，取决于致病的原因、疾病的持续时间和严重程度。如果病变涉及中枢神经系统和一些重要的内分泌腺，病变比较严重，或者体内代谢平衡长期不能恢复，就不能出现“追赶性生长”。同一种疾病也可因治疗是否及时而有不同的表现。一般来说，及早对症治疗非常重要。年龄越小，实现高水平的“追赶性生长”可能性就越大。

三、活动实施

一起学小动物走路

适合年龄

12~18个月的婴幼儿。

游戏目的

提高婴幼儿动作的发展能力，促进婴幼儿生长发育。

游戏方式

1. 教师和婴幼儿面对面坐在地上，然后对婴幼儿说：“宝贝，我们一起来学小动物走路吧！”接着，教师四肢着地爬行，学小动物走路的样子，并引导婴幼儿模仿这个动作。

2. 教师给婴幼儿示范小动物的叫声，如小狗小狗汪汪叫，小猫小猫喵喵叫等，让婴幼儿模仿。

3.教师和婴幼儿一起学小动物的动作从活动室的一边爬到另一边，比赛看谁爬得快。

4.教师还可以教婴幼儿不同动物的动作和叫声，比如小青蛙——模仿蛙跳的动作；小鸟——模仿鸟飞的动作；小鱼——模仿鱼游动的动作等，让婴幼儿加深视觉印象。

手脚游戏

适合年龄

18~24个月的婴幼儿。

游戏目的

锻炼婴幼儿爬行能力以及全身的协调能力，促进婴幼儿生长发育。

游戏方式

1.教师准备手印、脚印感统训练器。

2.教师以两路纵队排列好。

3.教师组织婴幼儿根据手型、脚型放置的前后距离、左右顺序踩在训练器上往前走。

4.待婴幼儿熟悉后，教师可以加大难度，如加宽训练器之间的间隔距离、左右交叉、手脚交叉等，进一步提高婴幼儿全身的协调能力。

任务评价

一、教学评价

主题	内容	优秀	良好	一般	较差	很差
学习态度	能准时参加全部课程，按时提交作业，及时查阅教师上传的学习材料。	5	4	3	2	1
专业知识	掌握婴幼儿生长发育的规律，了解影响婴幼儿生长发育的因素。	5	4	3	2	1
研讨精神	积极参与讨论，对其他人的发言能提出合理的分析和见解。	5	4	3	2	1
团队协作	能很好地融入课堂小组讨论，共同推进学习进程。	5	4	3	2	1
沟通交流	能够清晰准确地表达自己的观点，与他人交流时态度语气恰当。	5	4	3	2	1
人文素养	能够关注人文知识，有意识地树立职业精神。	5	4	3	2	1

续表

主题	内容	优秀	良好	一般	较差	很差
信息素养	会检索常见的托育专业文献数据库，主动阅读医学文献。	5	4	3	2	1
实践应用	能够排除影响婴幼儿生长发育的多种不利因素。	5	4	3	2	1
自我小结						

二、企业评价

主题	内容	优秀	良好	一般	较差	很差
专业能力	掌握婴幼儿生长发育的规律及影响婴幼儿生长发育的因素。	5	4	3	2	1
规范操作	根据婴幼儿生长发育的规律，能排除影响婴幼儿生长发育的多种不利因素。	5	4	3	2	1
安全防护	在实践过程中，把婴幼儿的安全放在首位，能采取适当的安全防护行为。	5	4	3	2	1
关怀意识	具有关怀意识，在操作过程中，注意婴幼儿的活动体验。	5	4	3	2	1
自我小结						

任务二

婴幼儿生长发育测量与评价

任务描述

婴幼儿生长发育的测量主要依据固定的测量指标，采用一定的测量方法，对婴幼儿的形态、生理功能、心理等方面进行标准化计算。婴幼儿生长发育的评价是依据测量结果，对照某一阶段婴幼儿的形态、生理、心理等应该达到的标准，对婴幼儿的生长发育水平进行判断。对婴幼儿生长发育进行测量是了解、评价婴幼儿生长发育状况，及时发现发育迟缓现象的有效手段。

1. 扫描二维码观看视频，了解婴幼儿身长的测量方法，完成工作表单1。

2. 到托育机构进行行业实践，追踪了解一名婴幼儿的生长发育情况，填写工作表单2。

3. 利用三项指标综合评价法，小组合作评价工作表单2中婴幼儿的生长发育情况，并填写工作表单3。

任务准备

1. 明确讨论主题、任务与内容。

2. 请同学们携带手机，扫描二维码观看视频。

3. 到托育机构进行行业实践，追踪了解一名婴幼儿的生长发育情况。

4. 了解三项指标综合评价法的使用方法。

任务实施

如何测量婴幼儿的身长和体重

工作表单1

视频

扫描二维码观看视频，了解婴幼儿身长的测量方法，完成工作表单1。

测量步骤	测量方法	注意事项

工作表单2

实践

到托育机构进行实践，并追踪了解一名婴幼儿的生长发育情况，填写工作表单。

1~2岁幼儿健康检查记录表

姓名：

月(年)龄		12月龄	18月龄	24月龄	30月龄
随访日期					
体重(kg)		__上 中 下	__上 中 下	__上 中 下	__上 中 下
身长(cm)		__上 中 下	__上 中 下	__上 中 下	__上 中 下
体格检查	面色	1.红润 2.其他	1.红润 2.其他	1.红润 2.其他	1.红润 2.其他
	皮肤	1.未见异常 2.异常	1.未见异常 2.异常	1.未见异常 2.异常	1.未见异常 2.异常
	前囟	1.闭合 2.未闭 __cm×__cm	1.闭合 2.未闭 __cm×__cm	1.闭合 2.未闭 __cm×__cm	—
	眼外观	1.未见异常 2.异常	1.未见异常 2.异常	1.未见异常 2.异常	1.未见异常 2.异常
	耳外观	1.未见异常 2.异常	1.未见异常 2.异常	1.未见异常 2.异常	1.未见异常 2.异常
	听力	1.通过 2.未通过	—	1.通过 2.未通过	—
	出牙/龋齿数	__/__	__/__	__/__	__/__
	心肺	1.未见异常 2.异常	1.未见异常 2.异常	1.未见异常 2.异常	1.未见异常 2.异常
	腹部	1.未见异常 2.异常	1.未见异常 2.异常	1.未见异常 2.异常	1.未见异常 2.异常
	四肢	1.未见异常 2.异常	1.未见异常 2.异常	1.未见异常 2.异常	1.未见异常 2.异常
	步态	—	1.未见异常 2.异常	1.未见异常 2.异常	1.未见异常 2.异常
	可疑佝偻病体征	1.O形腿 2.X形腿	1.O形腿 2.X形腿	1.O形腿 2.X形腿	—
	血红蛋白值	—	____g/L	—	____g/L
户外活动		__小时/日	__小时/日	__小时/日	__小时/日

续表

月(年)龄	12月龄	18月龄	24月龄	30月龄
服用维生素D	___IU/日	___IU/日	___IU/日	—
发育评估	1.通过 2.未过	1.通过 2.未过	1.通过 2.未过	—
两次随访患病情况	1.未患病 2.患病	1.未患病 2.患病	1.未患病 2.患病	1.未患病 2.患病
其他				
指 导	1.科学喂养 2.生长发育 3.疾病预防 4.预防意外伤害 5.口腔保健	1.科学喂养 2.生长发育 3.疾病预防 4.预防意外伤害 5.口腔保健	1.合理膳食 2.生长发育 3.疾病预防 4.预防意外伤害 5.口腔保健	1.合理膳食 2.生长发育 3.疾病预防 4.预防意外伤害 5.口腔保健
下次随访日期				
随访医生签名				

工作表单3

小组合作

根据世界卫生组织发布的评价标准(见表2-2),小组合作评价工作表单中幼儿的生长发育情况,并填下表。

年龄别身高	年龄别体重	身高别体重	评 价

任务分析

婴幼儿生长发育的测量与评价是托育机构卫生保健工作的一项重要内容,生长发育指标反映了婴幼儿的体质、营养和健康状况,并为婴幼儿的照护与管理工作提供科学的依据。

学习支持

一、婴幼儿生长发育测量

(一)形态指标

1.体重。

指人体各器官、组织及体液的总重量。新生儿出生体重平均3千克,6个月内婴儿体重每月平均增长600~700克，6~12个月体重每月平均增长250~300克，之后婴幼儿体重每年增长约2千克。接近青春期婴幼儿体重每年增长可达6千克左右。体重估算公式：

小于6月婴儿体重=出生体重（千克）+月龄×0.7

7~12月婴儿体重=6（千克）+月龄×0.25

1~10岁幼儿体重（千克）=年龄×2+8（千克）

2.身高。

指从头顶至足底的垂直长度，表示全身生长的水平和速度。新生儿出生时仅50厘米左右。0~6个月的婴儿每月平均增长2.5厘米，7~12个月的婴儿每月平均增长1.5厘米，出生后第2年身长共增长10厘米左右，以后婴幼儿身高每年增长值在5.0~7.5厘米。接近青春期儿童身高每年增长达8厘米左右，女童较男童略早开始2年。身高估算公式：

2~10岁儿童身高（厘米）=年龄×5+80厘米

3.头围。

指经眉弓上方、枕后结节绕头一周的长度，反映颅骨及脑的大小与发育程度。新生儿出生时头围约34厘米，1岁内增长迅速，上半年约8厘米，下半年约4厘米，1岁时达46厘米左右。1岁后增长速度减慢，2岁时约48厘米。若有小头畸形，注意是否为脑发育不良；若头围过大，则要怀疑脑积水。

4.胸围。

指沿乳头下缘绕胸1周的长度，表示胸廓容积以及胸部骨骼、胸肌、背肌、脂肪层的发育情况。胸围在第一年发育最快，1岁至1岁半超过头围，第二年增长速度明显减慢，平均增长3厘米，以后每年平均增长约1厘米。

5.坐高。

指从头顶至坐骨结节的长度，表示躯干的生长情况。与身高比较可说明下肢与躯干的比例关系。婴幼儿1岁后身高增加主要是下肢增长，坐高占身高的比例随年龄而降低。一般出生时为66%，4岁时为60%，10岁时为54%。当婴幼儿患克汀病、软骨发育不全时，坐高占身高百分比会明显增大。

（二）生理功能指标

婴幼儿的生理功能发育与形态发育有所不同，生理功能发育变化更加迅速，变化的范围更广，受外界环境的影响强烈。婴幼儿期常用的生理方面的功能指标有以下几种：

1.脉搏（或心率）。

这是了解人体心血管系统功能的简易可行的指标，对早期发现人体心血管疾病具有一定的现实意义，同时还是监控运动强度的简易指标之一。

2.血压。

心率、心排血量、外周阻力和动脉弹性等因素都与血压的变化有密切的关系，一般说收缩压主要反映心脏每搏输出量的大小，舒张压主要反映外周阻力的大小，而脉压差则反映动脉管壁的弹性。

3.肺活量。

测试人体呼吸的最大通气能力，它的大小反映了肺的容积和肺的扩张能力，是评价人体呼吸系统功能和体质状况的一项常用机能指标。

(三)生物化学指标

1.血红蛋白测定。

血红蛋白升高降低的临床意义基本和红细胞计数的临床意义相似，但血红蛋白能更好地反映贫血的程度。因此能理想地反映婴幼儿贫血的类型和程度。

2.尿液一般形状检查。

尿液一般形状检查包括尿液的气味、尿量、颜色、透明度等。若尿液有腐臭味，则表明泌尿系统可能有化脓性菌感染；尿量减少，则表明有可能有急性肾小球炎、高热、腹痛、呕吐和腹泻；尿液颜色似红葡萄酒或酱油，则有可能有溶血性贫血。

3.粪便检查。

检查粪便的量、颜色、臭味和水分等。正常粪便为成形、柱状、软。对粪便做显微镜检查，主要是检查寄生虫类、胃肠道出血、消化情况等。

资料链接

抓住三个“快速生长期”

婴幼儿有三个快速生长期，第一个是婴儿期0~3岁，第二个是儿童期3岁以后，每年能长高5~7厘米，此时生长激素在身高方面的作用就凸现出来。第三个是青春期，性激素对身高相当重要，因为青春期的身高突增是缘于性激素和生长激素的共同作用。一般来说，女童青春期发育在10~12岁，男童青春期一般从12岁开始，生长发育时间是5~6年，整个青春期女孩会长20厘米左右，而男孩会长20~25厘米。但在青春期前两年，每年会生长8~10厘米。这三个时期家长要特别关注儿童的生长发育状况，以免错过留下遗憾。

二、婴幼儿生长发育评价

(一)生长发育标准

生长发育标准是用于评价个体或集体婴幼儿生长发育状况的统一尺度。

一般是在某一时间内，在一定的地区范围内，选择有代表性的婴幼儿，就某几项发育指标进行大数量的测量，并将测量数据做统计学处理，所得的资料即为该地区个体和集体婴幼儿的评价标准。由于参照人群不同，所制订的评价标准也不同。主要分为以下两类：

1. 现状标准。

制订现状标准时不严格限制参照人群的条件，代表某一国家或地区婴幼儿生长发育的一般水平。

2. 理想标准。

理想标准选择的参照人群是生活在最适宜的环境中的婴幼儿，即这些婴幼儿的喂养、膳食安排合理，能得到足够营养，有良好的生活居住环境，可以得到及时、良好的医疗保健服务。即在适宜环境中，这些婴幼儿的生长潜力得到充分发挥，所以体格生长较理想，高于一般婴幼儿水平的标准。

生长发育的标准是相对的、暂时的。每5~10年就应该重新修订一次。

（二）生长评价方法

1. 发育等级评价法。

按年龄别体重、年龄别身高离差法评价是我国目前在婴幼儿保健门诊及基层保健人员最常用的体格发育评价法。根据不同年龄，固定分组，分出男女，通过大量人群的横断面调查算出的均值（X）为基准，以其标准差（S）为离散值，制订出五等级评价。

五等级评价以均值加减一个标准差为中等，均值减一个标准差至两个标准差为中下等，减两个标准差以下为下等，均值加一个标准差至加两个标准差为中上等，加两个标准差以上为上等（详见表2-1）。评价为中等、中上等、中下等均为正常范围，评价为上等要与肥胖区别，评价为下等要与营养不良区别。这种评价可用于个体检查和集体检查。

表2-1　生长发育五等级评价标准表

等级	标准	占总体百分数（%）
上等	$X+2S$ 以上	2.30
中上等	$X+2S \sim X+S$	13.55
中等	$X+S \sim X-S$	68.30
中下等	$X-S \sim X-2S$	13.55
下等	$X-2S$ 以下	2.30

这种评价法的优点是简单易行，缺点是只能用于单项指标评价，不能对婴幼儿体型做评价，也不能对发育动态进行评价。有些家长喜欢将孩子与同龄婴幼儿比胖瘦、比高矮，其实这并不能正确地判断婴幼儿是否健康。

2. 曲线图评价法。

曲线图是将某地不同性别、各年龄组某项发育标准指标的均值、均值上1*S*，均值上2*S*分别标在坐标图上（图的纵坐标为某发育指标的值，横坐标为年龄），然后将各年龄组位于同一等级上的各点连成曲线，即成该指标的发育标准曲线图。

身高发育标准曲线图

用曲线图来评价集体婴幼儿的发育情况也简便易行。可将该群体各年龄组的某指标均值与该地区同龄同性别发育"标准"的均值在同一坐标纸上绘成曲线；比较两曲线相差的高低和距离的远近。同理，也可比较某地不同年代某指标的均值曲线。

通过生长曲线图就可以直观地、快速地了解婴幼儿生长的情况，通过连续追踪观察可以清楚地看到生长的趋势和变化情况，及时发现生长偏离的情况，以便及早找出原因并采取相应的措施。

3. 身体指数法。

所谓身体指数就是根据人体各部分之间的比例，用数学公式，将几项相关体格发育指标联系起来，用以综合评价发育水平的方法。

（1）身高体重指数。

$$身高体重指数 = \frac{体重（克）}{身高（厘米）}$$

身高体重指数表示每厘米身高所含的体重量。此指数随着年龄增长而增加，且男孩大于女孩。

（2）身高胸围指数。

$$身高胸围指数 = \frac{胸围（厘米）}{身高（厘米）} \times 100$$

身高胸围指数反映胸围与身高间的比例关系，即每厘米身高的胸围数，这与婴幼儿胸廓发育和皮下脂肪量有关。此指数在生后3个月内有一定增加，而后会随年龄增长而减少，且男孩大于女孩。

（3）身高坐高指数。

$$身高坐高指数 = \frac{坐高（厘米）}{身高（厘米）} \times 100$$

身高坐高指数是反映上下身长度比例的一个指数，它随年龄增长而逐渐减少，说明下身比例逐渐增加。

4.三项指标综合评价法

该方法是世界卫生组织近年来推荐的一种国际通用的评价标准(见表2-2)。它是用年龄别身高、年龄别体重和身高别体重三项指标全面评价婴幼儿的生长发育状况。

表2-2 三项指标综合评价

按身高别体重	按年龄别身高	按年龄别体重	评价
高	高	高	高个子,近期营养过度
高	中	中	目前营养良好
高	低	高	肥胖++
高	中	高	近期营养过剩
高	低	中	目前营养好,既往营养不良
中	高	高	高个子,体形匀称,营养正常
中	低	低	目前营养尚可,既往营养不良
中	中	中	营养正常
中	低	中	既往营养不良,现在正常
中	中	高	营养正常
中	中	低	营养尚可
中	高	中	高个子,营养正常
低	高	中	瘦高体型,目前轻度营养不良
低	中	低	目前营养不良+
低	高	低	目前营养不良++
低	中	中	近期营养不良,过去营养不良
低	低	低	近期营养不良,过去营养不良

举例:一个3岁的小姑娘,身高88厘米,体重16千克。请用三项指标综合评价法对其发育状况做出评价。

查“年龄别身高”表,3岁女童身高的正常范围是86.5~101.4厘米。小姑娘是88属于正常范围。

查“年龄别体重”表,3岁女童体重的正常范是12~17.9千克,小姑娘的体重是16千克,属于正常范围。

查“身高别体重”表,女童身高88厘米时,体重的正常范应是10.3~14.1千克。小姑娘身高88厘米,体重16千克,超出正常范围。

由此可见,这位小姑娘体形偏胖,目前营养过剩。

三、活动实施

测量婴幼儿的身长(身高)

活动目的

掌握婴幼儿身长(身高)的测量方法。

活动准备

用于测量身长的量床(或类似量床的自制工具)、用于测量身高的身高计。

活动内过程

1.身长的测量方法(3岁以下婴幼儿)

3岁以下婴幼儿取卧位。脱去鞋袜和外套,仅穿单裤,仰卧于量床底板中线上。助手固定婴幼儿头部使其接触头板,婴幼儿脸朝上,两耳在一水平线上,测量者位于婴幼儿右侧,左手握住其双膝,使两腿并拢紧贴量床,右手移足板,使其接触两侧足跟。使用双侧有刻度的量床,注意两侧读数要一致。如果用无围板的量床或携带式量板,应注意足板底边与量尺要紧密接触,使足板与量尺垂直(见图2-2)。此时测量的水平位读数便是婴幼儿的身长。

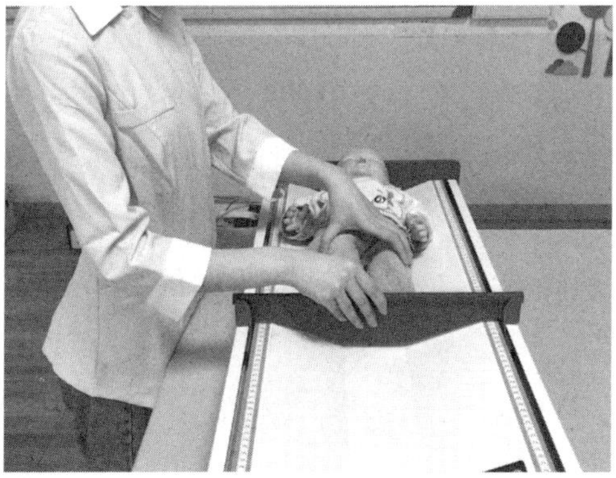

图2-2 婴幼儿身长的测量

2.身高的测量方法(3岁以上幼儿)

3岁以上的幼儿与成人测量身高方式一致,一般用立式身高计测量。测量前脱去鞋、袜、帽,幼儿背靠身高计立柱,其中,幼儿的足跟、骶骨部以及肩胛间三点均需自然地靠在身高计上,整个身体处于自然站立状态。头自然挺直,双眼平视前方,胸部稍挺起,腹部稍微后收,双手自然下垂并贴在两侧大腿处,双脚呈立正姿势,脚跟靠拢,脚尖分开约60°。测量者手扶测量板使之轻轻向下移动,注意测量者的眼睛,要与测量板在一个水平面,板子的底部与颅顶恰好相接触时的读数即是3岁以上婴幼儿的身高。(见图2-3)

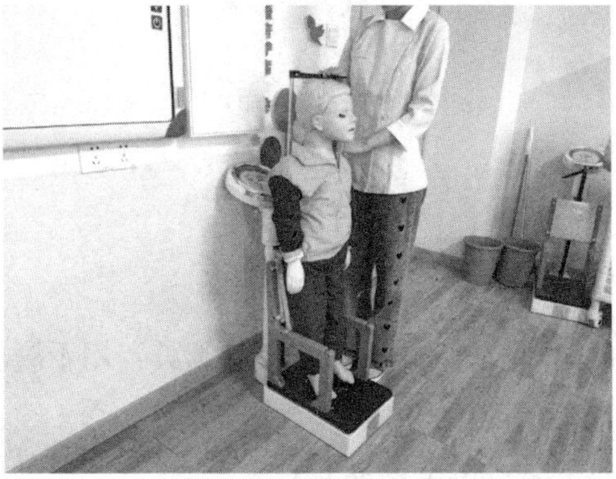

图2-3　幼儿身高的测量

活动注意事项

1.实际测量身长时，要让婴幼儿尽量清楚测量者的意图，使其保持放松，而不是强迫其接受测量；测量的速度也是非常关键的，要在短时间内完成测量，以免引起婴幼儿不适或开始变换姿势；测量至少需要两个人来完成，一个人扶着婴幼儿的头部，贴在头部的立板上，另一个人让婴幼儿的腿尽量伸直，脚掌贴在立板上，完成测量。

2.以厘米作为身长（身高）的计量单位，精确到小数点后1位。

3.由于身高受重力影响，在一天中的测量值会略有差异，所以每次测量时应选择在一天中的同一时段进行。在测量前，受测者不应进行体育活动或体力劳动。

4.量床、身高计都应放在平坦的地方进行测量。

测量婴幼儿的体重

活动目的

掌握婴幼儿体重的测量方法。

活动准备

用于测量新生儿（或1岁以内小儿）体重的婴儿磅秤、用于测量其他年龄段体重的杠杆式体重计。

活动内过程

测量前应用标准砝码检验和校对体重计的准确度和灵敏度，即用备用的10千克、20千克、30千克的标准砝码分别进行称量，检查指示读数与标准砝码误差是否在允许范围内（误差不超过0.1%）。灵敏度的检验则是放置0.1千克的砝码，观察刻度尺的变化，如果刻度尺抬高了3毫米，或游标远移0.1千克而刻度尺仍维持水平位，即达到要求。

测量时，体重计应放在平坦的地面上，调整0点至刻度尺水平位，被测量者赤足，男童身着短裤，女童身着短裤、短袖衫，站在秤台中央。测试人员读数以千克为单位，精确到小数点后两位（见图2-4）。使用婴儿磅秤测量新生儿或婴儿体重，相关要求同前。

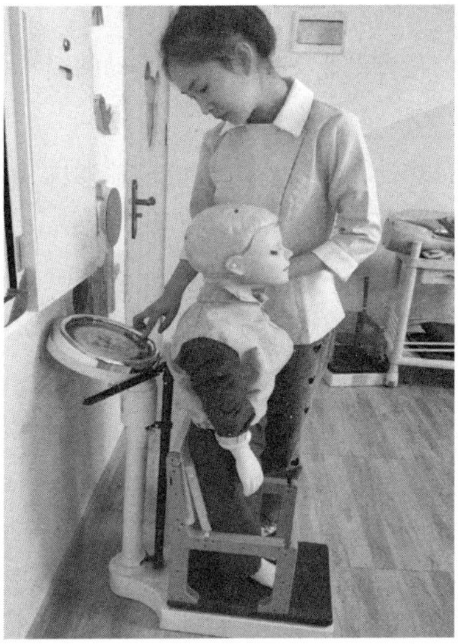

图2-4　婴幼儿体重的测量

活动注意事项

1. 测量前应尽量排完大小便，空腹接受测量。
2. 测量前不得进行体育活动或体力劳动。
3. 受测者上下体重计时动作要轻。

任务评价

一、教学评价

主题	内容	优秀	良好	一般	较差	很差
学习态度	能准时参加全部课程，按时提交作业，及时查阅教师上传的学习材料。	5	4	3	2	1
专业知识	掌握测量婴幼儿生长发育的指标；了解婴幼儿生长发育的评价方法。	5	4	3	2	1
研讨精神	积极参与讨论，对其他人的发言能提出合理的分析和见解。	5	4	3	2	1
团队协作	能很好地融入课堂小组讨论，共同推进学习进程。	5	4	3	2	1

续表

主题	内容	优秀	良好	一般	较差	很差
沟通交流	能够清晰准确地表达自己的观点,与他人交流时态度语气恰当。	5	4	3	2	1
人文素养	能够关注人文知识,有意识地树立职业精神。	5	4	3	2	1
信息素养	会检索常见的托育专业文献数据库,主动阅读医学文献。	5	4	3	2	1
实践应用	能够正确测量婴幼儿的生长发育指标;能够科学合理地评价婴幼儿的生长发育情况。	5	4	3	2	1
自我小结						

二、企业评价

主题	内容	优秀	良好	一般	较差	很差
专业能力	掌握婴幼儿生长发育的规律及影响婴幼儿生长发育的因素。	5	4	3	2	1
规范操作	使用常见身高计、体重计对各年龄段婴幼儿进行身高和体重的测量和记录;运用软尺对各年龄段婴幼儿进行头围和胸围的测量,结合生长发育指标,判断婴幼儿身体营养状况及发育程度。	5	4	3	2	1
安全防护	在实践过程中,把婴幼儿的安全放在首位,能采取适当的安全防护行为。	5	4	3	2	1
关怀意识	具有关怀意识,在操作过程中,注意婴幼儿的活动体验。	5	4	3	2	1
自我小结						

推荐阅读

1. 宣兴村. 学前儿童卫生与保健[M]. 长春：东北师范大学出版社，2019.

2. 王萍. 学前儿童保育学[M]. 北京：清华大学出版社，2018.

3. 吴光驰. 儿童营养与生长发育[M]. 北京：中国协和医科大学出版社，2010.

4. 鱼小南. 宝宝生长发育与智力开发[M]. 青岛：青岛出版社，2019.

项目小结

婴幼儿生长发育的规律、影响因素，婴幼儿生长发育的测量方法、评价方法等均是本单元的学习重点，尤其是生长发育的不均衡性、衡量生长发育常用形态指标的测量与评价更是学习的重中之重。

思考练习

1.(单选题)评价婴幼儿生长发育最重要的指标是(　　)。

A. 身高、体重　　B. 头围、胸围　　C. 身高、头围　　D. 体重、胸围

2.(单选题)婴幼儿出生后运动发育的规律是(　　)。

A. 先抬胸、后抬头，再会坐、立、行

B. 先抬头、后抬胸，再会坐、立、行

C. 先会坐、后抬胸，再抬头、立、行

D. 先会坐、立、行，后抬头，再抬胸

3.(单选题)生长发育的标准是相对的、暂时的，每(　　)年就应该重新修订一次。

A. 每年　　B. 2~3年　　C. 3~5年　　D. 5~10年

4. 婴幼儿生长发育的不均衡性表现在哪些方面?

5. 影响婴幼儿生长发育的因素有哪些?

6. 测量婴幼儿生长发育的指标有哪些?

7.婴幼儿生长发育的评价方法有哪些?

实践实训

利用到托育机构实习的机会,结合前面所学的婴幼儿生长发育的评价方法。测量10名婴幼儿的身高、体重、头围、胸围、坐高、脉搏、血压、肺活量等多项指标,并利用所学的多种评价方法对这10名婴幼儿进行生长发育评价,形成书面报告。

7岁以下男女婴幼儿的体重、身长(高)参考值

身长49~103厘米的男女婴幼儿体重参考值

项目三

婴幼儿心理健康

项目目标

知识目标：

1. 熟悉婴幼儿心理健康的含义和标志。
2. 了解婴幼儿心理保健的含义。

技能目标：

1. 能够运用婴幼儿心理保健的措施。
2. 能够了解婴幼儿常见问题行为，并采取相应的预防和矫正措施。

情感目标：

1. 能够热爱婴幼儿，热爱教育事业，有责任心。
2. 能够认识到婴幼儿心理健康的重要性，正确地看待和处理婴幼儿的心理健康问题。

学习重难点

学习重点：

1. 了解婴幼儿心理健康的标准并掌握婴幼儿心理保健的措施。
2. 根据婴幼儿的心理表现特征，做出相应的保健和预防措施。

学习难点：

婴幼儿心理问题的行为及预防措施。

思维导图

- 婴幼儿心理健康
  - 心理健康与保健
    - 婴幼儿心理健康
    - 婴幼儿心理保健
  - 常见问题行为及预防
    - 焦虑
    - 胆小
    - 口吃
    - 攻击性行为
    - 说谎
    - 吃手

任务一
心理健康与保健

任务描述

随着社会的发展，心理健康不仅仅局限于成人，婴幼儿的心理健康也引起了大众的重视。为婴幼儿营造一个良好、平等、友爱、安全、健康的人际交往环境，促进婴幼儿情感、认知的健康发展显得至关重要。本任务主要讲述婴幼儿心理健康与保健要点，帮助教育工作者制订科学合理的保健措施等。

1. 小组讨论，完成工作表单1。
2. 学习“婴幼儿心理健康的标志”，完成工作表单2。
3. 根据工作表单2，完成工作表单3。

任务准备

1. 明确讨论主题、任务与内容。
2. 分组，5~8人一组，选定小组长或主持人。
3. 选择讨论地点，排列座位。座位应围成圆圈式或马蹄形。

任务实施

工作表单1

小组讨论

随着社会和科技的发展，人们对健康有了新的认识和定义。

小组讨论：如何理解心理健康？又如何理解婴幼儿的心理健康？

工作表单 2

健康档案

请为托育机构设计一份婴幼儿心理健康档案。

婴幼儿心理健康档案

个人简介	
心理健康状况	
家庭情况	
主要行为表现	

任务表单3

实践

根据设计的“婴幼儿心理健康档案”，设计一份相对应的“婴幼儿心理保健方案”。

婴幼儿心理保健方案

个人简介	
主要行为表现	
心理保健措施	

任务分析

婴幼儿心理健康教育是保证婴幼儿身心发展的重要教育。通过系统、科学地学习，了解婴幼儿心理健康的标准、掌握婴幼儿心理保健的措施要点，更好地设计出婴幼儿心理健康的照护方案，促进婴幼儿身心健康成长，形成良好的人格品质。

学习支持

一、婴幼儿心理健康

(一)含义

心理健康，一般指人的智力正常、情绪良好、个性健全、能适应环境、人际关系协调良好、心理行为符合年龄特征的标准心理状态。婴幼儿心理健康是指婴幼儿在社会环境中健康生活，动作、语言、认知、社会性和情绪等方面表现出良好、健康的状态。

(二)标志

1.智力发展正常。

智力发展正常表现为动作和认知发展正常。正常的智力是从事生活、学习、游戏等一切活动的基本心理条件。智力发展正常的婴幼儿应该表现出与其年龄段相符合的生理发展、认知发展、心理活动和社会适应能力。智力低下的人不能产生正常的情感反应和认知活动,因此,家长和保教工作者要抓住智力发展的关键期,了解婴幼儿发展的需求,并采取相应的措施尽可能促进其智力发展。

2.情绪积极向上。

情绪是个体对客观事物的内心体验。积极向上的情绪状态能够使婴幼儿身心愉悦、乐于参加活动、认真学习、积极向上;反之,会使婴幼儿低落、生气、愤怒等,使婴幼儿体验到痛苦和无奈,对教育教学活动参与兴致不高,对其心理健康发展不利。因此,家长和保教工作者要注意婴幼儿情绪,分析产生的原因,引导他们正确认知和表达自己的情绪,保持积极向上的情绪。

3.人际关系融洽。

良好的人际关系能够使人心情愉悦,积极思考,热爱生活,促进人身心健康发展。反之,婴幼儿心情烦躁,不愿意与人沟通交流,会导致其胆小内向、焦虑不安。因此,家长和保教工作者要引导婴幼儿开展和维持正常的人际关系。

4.言行统一,行为协调。

行为协调是指心理与行为协调一致,表现在意识与行为一致,言行一致,即思想与行动是统一的、协调的。心理健康的婴幼儿表现为认知过程统一、思维逻辑清晰、正确认知和表达情绪、有较好的自控能力等。因此,家长和保教工作者要以身作则,积极引导婴幼儿言行一致,行为统一协调。

5.性格特征良好。

性格是一个人在对人、对事的态度方式上表现出来的心理特征。心理健康的婴幼儿具有诚实、勇敢、活泼、自信、乐观、开朗、大方等性格特征,这些性格特点能促使婴幼儿身心得到良好的发展。因此,家长和保教工作者要创设良好的家庭、托育环境,帮助婴幼儿形成良好的性格特征。

二、婴幼儿心理保健

(一)含义

婴幼儿心理保健是指根据婴幼儿不同年龄阶段的特点,采取相应的心理保健措施,预防和避免其心理障碍和行为问题,促进其心理健康发展。

（二）措施

1.母乳喂养、科学断奶。

母乳对于婴幼儿而言，是最佳的食品。母乳营养物质丰富，能够形成较好的免疫系统保护婴幼儿，促进其身体的生长发育。喂养时的母子互动（抚摸、亲吻等）有利于增进母婴感情，促进婴幼儿的情感发育。

随着婴幼儿的生长发育，母乳已无法满足其对营养的需求。而断奶是一个循序渐进的过程，从4月龄起，家长和保育工作者可以开始添加辅食，逐步让婴儿对其他食物产生兴趣，渐渐断奶。但注意不要突然断奶或者用不当的方式（在乳头上涂辣椒水等）强迫婴幼儿断奶，这会极大地伤害婴幼儿的心理。此外，应避免在夏季断奶，夏季断奶易使婴幼儿出现腹泻等消化道疾病。由于个体差异，断奶的过程有长有短，所以家长和保育工作者不要产生焦虑等情绪，应科学断奶。

2.满足多种需要。

马斯洛需求层次理论将人的需求分为五级：生理需求，安全需求，社交需求，尊重需求和自我实现。婴幼儿也不例外，除了维持基本的生理需求，婴幼儿也有安全、社交需求。家长和保育工作者应该充分理解并满足婴幼儿的多种需求，例如母亲对婴幼儿的爱抚，让其产生安全感；婴幼儿对周围事物的触摸、观察等，让其产生对世界的探索需求等。但婴幼儿在0~1岁时无法用语言准确表达自身的需求，这就需要家长和保育工作者了解婴幼儿的肢体语言。

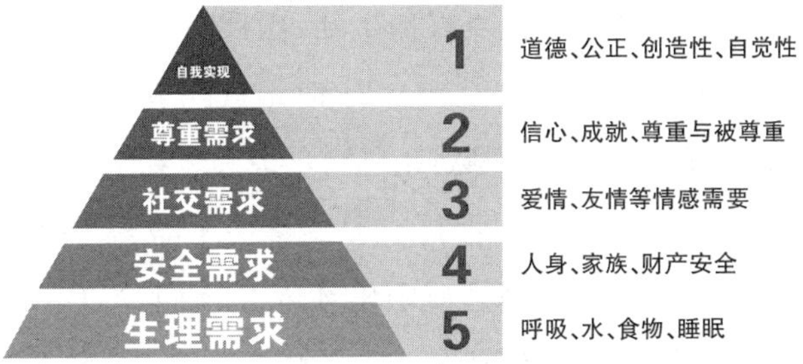

图3-1 马斯洛需求层次理论

婴幼儿1~3岁时，身心的发展使其迫不及待地尝试独立，尝试着自己吃饭、穿衣、洗手等。家长和保育工作者不应该因怕麻烦而阻止婴幼儿的独立行为，应当鼓励他们，使其树立自信心，大胆尝试。

幼儿3~6岁时，对自我有所需求，渴望得到他人的评价、赞赏、喜欢，因此家长和保教工作者应该尊重幼儿的自身意愿，与他们民主沟通，引导他们积极向上，乐于分享、合作、社交等。

3.语言训练。

2~3月龄的婴幼儿能发出一些简单的声音如ei，ou等；4~8月龄的婴幼儿可以发出连续的音节如baba，mama等；9~12月龄的婴幼儿开始模仿大人发音，可以将发出的语音和词所代表的对象联系起来，理解词义。因此，家长需要耐心地引导婴幼儿，用婴幼儿明白的词汇，缓慢的语速，抑扬顿挫的语调，与他们进行简单交流。家长与婴幼儿多交流，提供丰富的视觉和听觉刺激，可以刺激婴幼儿尽早开口说话。

1~2岁是婴幼儿语音发育的关键时期。这一时期的婴幼儿经过前期的积累，进入了语言爆发期，学会词汇后，便会乐于不断尝试。虽然此时的婴幼儿能自发地发出一些简单的词，但由于发音器官尚未发育成熟，其发音还不是很清楚，经常出现漏音、丢音等现象。出现这种现象，家长不要故意模仿或者严厉训斥，这样会打击婴幼儿说话的积极性，家长可以耐心地用正确的发音引导婴幼儿说出正确的语言。

2~3岁是婴幼儿语言发展的关键期。随着他们掌握的词汇增多，婴幼儿强烈表达情感的愿望和频率也会不断增强，听与说的积极性都很高。因此，家长可以积极地准备语言训练内容（日常事物、生活琐事等）来教孩子一些规范简单的单词和句子。此外，有家长想利用婴幼儿语言发展的特点，训练婴幼儿使用双语，但注意要坚持分别用不同的语言来和婴幼儿进行交流（例如妈妈说汉语，爸爸说英语），否则会影响婴幼儿学习语言，导致婴幼儿语言紊乱。

4.培养良好的习惯。

良好的习惯可以帮助婴幼儿更好地生活，因此从婴幼儿出生起，就可以逐步培养他们的生活卫生习惯。在生活上，定时定点吃饭，不挑食，不偏食，不乱吃零食，不边吃饭边看电视，鼓励婴幼儿自己吃饭等。在卫生上，加强对婴幼儿的大小便训练，饭前便后要洗手，保持衣服的整洁干净等。此外，还应当注意3岁入园的培养，培养婴幼儿快速适应陌生环境，和陌生人生活学习，帮助其减少分离焦虑。家长和保教工作者训练时应有耐心、信心，不要着急，不要随意斥责婴幼儿。

5.鼓励婴幼儿人际交往。

婴幼儿在6月龄时，因为对母亲、保育工作者产生较强的依恋，因此对他人的靠近会出现极度的抗拒。但这种怕生现象是正常现象，所以家长和保育工作者不用焦虑，不必强迫婴幼儿社交，但可以适当鼓励他们与他人产生联系，让他们逐步适应与他人的交往。

随着婴幼儿年龄的发展，社交需求也出现在他们的生活中。但婴幼儿在与他人交往中，会发生抢夺玩具、无法有效沟通等情况，这时候家长和保教工作者应该帮助他们学习如何有效沟通、分享玩具、合作游戏等，并且在沟通交流时注意不要以偏概全斥责婴幼儿，应该公平地指出婴幼儿的优缺点，适当地奖励和表扬，鼓励婴幼儿人际交往，提高他们的社会适应能力。

三、活动实施

婴幼儿语言训练

适合年龄

7~12月的婴幼儿。

活动目的

婴幼儿模仿发音。

活动方式

1. 保教工作者可以拿着识字卡片（卡片的内容为常见的食物、玩具、家人等），采取夸张的语音语调，配合相应的动作和手势，重复地说卡片上的词，如“苹果”“车”“妈妈”等，吸引婴幼儿的注意力，激起婴幼儿模仿的兴趣。

2. 保教工作者还可以抱起婴幼儿，做夸张的表情动作、发音，让婴幼儿注意自己的表情和口型，进而模仿发音。

3. 婴幼儿开始发音后，保教工作者可以引导他重复发音，若婴幼儿发错音，保教工作者应耐心对待，不要急躁地批评婴幼儿，要及时纠正婴幼儿发音，直到发音正确。

任务评价

一、教学评价

主题	内容	优秀	良好	一般	较差	很差
学习态度	能准时参加全部课程，按时提交作业，及时查阅教师上传的学习材料。	5	4	3	2	1
专业知识	了解婴幼儿心理健康的标准；掌握婴幼儿心理健康保健的措施。	5	4	3	2	1

续表

主题	内容	优秀	良好	一般	较差	很差
研讨精神	积极参与讨论，对其他人的发言能提出合理的分析和见解。	5	4	3	2	1
团队协作	能很好地融入课堂小组讨论，共同推进学习进程。	5	4	3	2	1
沟通交流	能够清晰准确地表达自己的观点，与他人交流时态度语气恰当。	5	4	3	2	1
人文素养	能够关注人文知识，有意识地树立职业精神。	5	4	3	2	1
信息素养	会检索常见的专业文献数据库，主动阅读教育学文献。	5	4	3	2	1
实践应用	能根据婴幼儿心理健康与保健设计一份婴幼儿心理健康档案。	5	4	3	2	1
自我小结						

二、企业评价

主题	内容	优秀	良好	一般	较差	很差
专业能力	掌握婴幼儿心理健康的标准及幼儿心理健康保健的措施。	5	4	3	2	1
规范操作	根据婴幼儿心理健康的标准及保健的措施，设计婴幼儿心理健康档案。	5	4	3	2	1
安全防护	在实践过程中，把婴幼儿的安全放在首位，能采取适当的安全防护行为。	5	4	3	2	1
关怀意识	具有关怀意识，在操作过程中，注意婴幼儿的活动体验。	5	4	3	2	1
自我小结						

任务二

常见问题行为及预防

任务描述

我国对婴幼儿的心理健康高度重视,《幼儿园教育指导纲要(试行)》中提到:“在重视幼儿身体健康的同时,要高度重视幼儿的心理健康。”因此了解婴幼儿常见心理问题行为,有助于预防和矫正,有助于教育活动的有序开展,有利于保障婴幼儿身心健康成长。本任务主要讲述了婴幼儿的常见问题行为,以利于大家全面了解婴幼儿心理问题行为和预防矫正措施。

1. 分析案例,完成工作表单1。
2. 分析案例,完成工作表单2。
3. 小组讨论,完成工作表单3。

任务准备

1. 明确讨论主题、任务与内容。
2. 分组,5~8人一组,选定小组长或主持人。
3. 选择讨论地点,排列座位。座位应围成圆圈式或马蹄形。

任务实施

工作表单1

案例分析

东东一向以自我为中心,与小朋友游戏时,时常与其他小朋友起冲突,抢夺他人玩具,更甚者,直接打人、抓人、挠人。保育教师屡禁不止,跟东东家长反馈,家长则不以为然。

请同学们思考:为什么东东会出现这些行为?如何预防和矫正这些行为?

工作表单2

案例分析

小朋友们都不喜欢和琪琪一起玩，因为琪琪老是说自己会长得比房子都大，小朋友们都觉得琪琪在说谎。

请同学们思考：为什么琪琪会出现这种行为？如何预防和矫正这种行为？

工作表单3

小组讨论

除了以上两个案例，同学们还在生活中见到哪些婴幼儿的心理问题行为呢？思考一下为什么会出现这些行为？我们应该如何预防和矫正呢？

心理问题行为	原因	预防和矫正方法

任务分析

了解婴幼儿常见心理问题行为的表现，并能通过实际情况分析和判断其出现的原因，结合原因，正确科学地开展对婴幼儿常见问题行为的干预，促进婴幼儿心理健康发展。

学习支持

一、焦虑

（一）表现

婴幼儿表现为焦躁不安、敏感多虑、担心恐慌、对父母依赖极强，更有甚者，出现哭闹不止、啼哭不已。而保教工作者最常见到的就是婴幼儿入托焦虑和分离焦虑。

（二）原因

1.遗传。如果家长经常出现烦躁、敏感、多思、遇事慌张等焦虑表现，会遗传和影响婴幼儿对周围事物没有安全感，使其产生焦虑。

2.环境。家长过于溺爱婴幼儿，使其对家长过分依赖，缺乏独立，当婴幼儿突然脱离熟悉的环境，独自面对陌生环境，便会产生焦虑。

（三）预防和矫正

1.家长注意教养方式，不溺爱，不放纵，鼓励婴幼儿与周围事物产生交集，积极与适龄同伴沟通交流。

2.家长注意自身行为，以身作则，为婴幼儿树立优秀的榜样。

3.保教工作者面对婴幼儿的入托焦虑，不要出现自身焦虑，要让婴幼儿感受到保教工作者情绪稳定。此时，可用其他事物吸引婴幼儿的注意，培养其对周围事物的兴趣。

4.保教工作者要注重与家长的沟通交流与合作，时刻关注婴幼儿的情况，为婴幼儿创设良好的环境。

二、胆小

（一）表现

婴幼儿面对陌生环境，表现为局促不安、迟疑害羞、胆小不语、自卑、没有信心等。

（二）原因

1.环境。陌生的环境让婴幼儿对周围的人、事充满怀疑，没有安全感，用沉默不语、胆小来伪装和保护自己，防御他人。

2.婴幼儿遭遇的挫折过多，导致婴幼儿对自己失去信心，自卑、胆小，不敢尝试新鲜的事物。

3.家长对婴幼儿的过度保护，认为婴幼儿无法独立，对婴幼儿的一切大包大揽，导致婴幼儿胆小，对家长依赖极强，与同龄人接触不多，社交圈子较小。

（三）预防和矫正

1.家长、保教工作者不要过度着急，要帮助婴幼儿慢慢适应新环境，并且引导婴幼儿大胆尝试新环境、新事物。

2. 家长、保教工作者在婴幼儿遭遇挫折时，不要斥责婴幼儿，要和婴幼儿平和沟通，帮助婴幼儿找原因、找对策，鼓励婴幼儿大胆尝试，不怕挫折。

3. 家长、保教工作者适当地放手，让婴幼儿尝试独立穿衣、吃饭等，鼓励婴幼儿自己交朋友，使其建立自信心。

三、口吃

（一）表现

婴幼儿说话时会不自主地出现重复、延长和停顿某些字音或字句的情况，更有甚者，会出现情绪激动、手舞足蹈等情况。据研究，幼儿期是口吃发生的高峰期，男孩比女孩高2~4倍。

（二）原因

1. 生理。2~4岁是语言发展的关键期，在这一时期，幼儿迫切想要表达自己的需求，但受困于所获得的词汇、词组匮乏的原因，不能迅速地组词成句来表达，所以会出现在某些字音、字句重复、延长等现象。这一现象属于正常现象，随着幼儿的成长发育，这一现象会逐渐消失。

2. 环境。在语言发展的关键期，如果经常受到家长的指责批评，会导致婴幼儿心理紧张，口吃现象更为频繁。而家长随之更加严厉指责婴幼儿语言发展的问题，导致婴幼儿精神压力增大，口吃现象更为严重，恶性循环，最终可能出现口吃伴随终身的情况。

（三）预防和矫正

1. 家长、保教工作者要正确认识婴幼儿的口吃现象，为其语言发展进行正确的引导，与婴幼儿的沟通交流保持正常、语音语调平缓、发音准确、吐字清晰。

2. 家长、保教工作者不要过于急躁，指责婴幼儿的语言问题，要消除婴幼儿的精神压力，为婴幼儿的语言发展营造良好宽松的语言环境。

四、攻击性行为

（一）表现

婴幼儿不能正确表达自己的需求，只能通过打人、抓人、挠人等行为来表达。

（二）原因

1. 生理。父母或一方具有暴力、攻击倾向，受遗传因素的影响，婴幼儿会遗传其暴力基因，并可能受后天环境影响，发展成为攻击性行为。

2. 环境。家长习惯用打骂等方法来教育婴幼儿，婴幼儿有样学样，模仿着用打骂的方式对待其他婴幼儿；或者家长溺爱婴幼儿，导致婴幼儿以自我为中心、任性、霸道等。婴幼儿善于模仿，不辨是非，加之家长错误的教育方式，会导致婴幼儿出现攻击性行为。

(三)预防和矫正

1. 家长应创设良好的家庭环境，与婴幼儿相处时应民主平等，倾听婴幼儿合理的需求，对婴幼儿不合理的需求加以正确的引导，不出现暴力行为。

2. 家长、保教工作者可通过正强化和负强化等手段，提高婴幼儿的认知发展水平。家长、保教工作者在婴幼儿出现攻击性行为时，明确表达出不赞同、不肯定，当婴幼儿出现亲社会行为和非攻击性行为时，给予婴幼儿适当的表扬和奖励，让婴幼儿正确认识攻击性行为的错误。

3. 家长、保教工作者引导幼儿合理发泄自身的情绪、需求。婴幼儿可以通过语言方式(沟通交流)和非语言方式(拥抱等)来正确表达自身的情绪、需求，减少其攻击性行为的发生。

4. 树立优秀的榜样。婴幼儿善于模仿，家长、保教工作者可以抓住这一特点，树立一个优秀的典型榜样，引导婴幼儿模仿学习亲社会行为，让婴幼儿学会合作、分享等。

5. 家长、保教工作者引导婴幼儿移情换位。婴幼儿的移情能力越强，让其明白攻击性行为对他人的危害，体会他人的痛苦，从而减少攻击性行为的发生。

五、说谎

(一)表现

说谎分为有意说谎和无意说谎，指婴幼儿有意或无意地说与事实不符的话。

(二)原因

1. 生理。认知水平低下，思维、记忆、想象、判断等方面有所缺陷，会导致婴幼儿将现实和想象混合，分不清事实和虚拟。

2. 心理。家长错误的教养方式，不分青红皂白地批评，会导致婴幼儿产生恐惧心理，遇到事情后会选择用说谎来逃避批评。

3. 环境。家长如果长期不实现对婴幼儿的承诺，久而久之，会影响婴幼儿的认知，婴幼儿不再认为说谎是错误的。婴幼儿会模仿着家长，用说谎来满足自己的需求。

(三)预防和矫正

1. 正确分辨婴幼儿的说谎类别。面对不同的类别，家长、保教工作者应采取不同的措施来引导婴幼儿。

(1)面对婴幼儿的无意说谎，家长、保教工作者应该了解事实，耐心指导，引导婴幼儿分清现实和虚拟，提高其认知水平。

(2)面对婴幼儿的有意说谎,家长、保教工作者也应该了解事实,不能冲动责骂,这会导致婴幼儿更加恐惧事实,选择说谎。婴幼儿做错事后,家长、保教工作者应该鼓励婴幼儿承认错误,一起分析原因,找到解决措施,而非简单责骂。

2.树立榜样。家长、保教工作者应当身先士卒,以身作则,严于律己,不能出尔反尔,食言而肥,要成为婴幼儿的榜样,引导婴幼儿向自己学习。

六、吃手

(一)表现

婴幼儿不自觉地将手指放入口中,这种行为容易导致病菌、病毒等进入口腔,随后直接进入人体,引发肠胃不适、肠炎等疾病,还会使手变大、脱皮等。手经常放入口腔,会导致牙齿发育异常,排列不齐,影响美观。

(二)原因

1.缺少玩具和家长的爱抚,导致婴幼儿用吃手来自娱自乐,满足自己玩乐的需求。

2.早期喂养不当,或者未按时得到食物,导致婴幼儿不得不吃手来满足自己的食欲,久而久之,形成习惯性吃手。

3.处于不当的环境(争吵、繁杂、噪声等),导致婴幼儿精神压力较大,依赖吃手来纾解紧张的情绪。

4.家长为了让婴幼儿戒断吃手,采用不当的戒断方式(打手、涂辣椒水等),导致婴幼儿对吃手变本加厉。

(三)预防和矫正

1.家长、保教工作者为婴幼儿创设良好的环境,提供充足的玩具和陪伴,使婴幼儿注意转移到其他物品上去。

2.家长、保教工作者正确地喂养婴幼儿,定时定点足量,培养良好的生活作息习惯,让婴幼儿得到饱腹感。

3.家长、保教工作者为婴幼儿创设宽松的环境,不要争吵,不要严厉斥责,让婴幼儿的心情放松,不再紧张。

4.家长、保教工作者用婴幼儿喜欢的物品,采取正强化的手段鼓励婴幼儿,使婴幼儿戒断吃手的习惯。

七、活动实施

缓解入托焦虑

适合年龄

2~3岁婴幼儿。

活动目的

婴幼儿缓解分离焦虑，尽快熟悉托育机构。

活动准备

区角、小拉车、玩偶。

活动方式

1. 保教工作者带领婴幼儿参观托育机构环境，使婴幼儿尽快接纳和熟悉新环境和接下来的区角。

2. 保教工作者利用区角的小拉车、玩偶开展娃娃家游戏。

3. 保教工作者引导婴幼儿观看与玩偶们一一对应的朋友图，然后说："这些小朋友都是一个人，我们去帮他们找他们的朋友吧！"婴幼儿找到玩偶相应的朋友。

4. 保教工作者："可是他们需要小拉车才能到朋友家里去，我们来帮帮他们吧！"婴幼儿借助小拉车运输玩偶。

5. 保教工作者引导婴幼儿物归原处："今天小兔子、小猴子它们都找了自己的朋友，现在玩偶们都累了，那么请小朋友们把他们送回家吧。"

6. 保教工作者还可以利用日常生活的内容开展不一样的娃娃家活动，来缓解婴幼儿的焦虑。

任务评价

一、教学评价

主题	内容	优秀	良好	一般	较差	很差
学习态度	能准时参加全部课程，按时提交作业，及时查阅教师上传的学习材料。	5	4	3	2	1
专业知识	了解婴幼儿心理健康常见的问题行为；掌握常见问题行为的预防和矫正措施。	5	4	3	2	1
研讨精神	积极参与讨论，对其他人的发言能提出合理的分析和见解。	5	4	3	2	1
团队协作	能很好地融入课堂小组讨论，共同推进学习进程。	5	4	3	2	1
沟通交流	能够清晰准确地表达自己的观点，与他人交流时态度语气恰当。	5	4	3	2	1

续表

主题	内容	优秀	良好	一般	较差	很差
人文素养	能够关注教育学人文知识，有意识地树立职业精神。	5	4	3	2	1
信息素养	会检索常见的专业文献数据库，主动阅读教育学文献。	5	4	3	2	1
实践应用	能准确描述婴幼儿常见心理问题行为表现和原因，并做出相应的预防和矫正措施。	5	4	3	2	1
自我小结						

二、企业评价

主题	内容	优秀	良好	一般	较差	很差
专业能力	掌握婴幼儿心理健康常见的问题行为以及预防和矫正措施。	5	4	3	2	1
规范操作	根据婴幼儿常见心理问题行为表现和原因，采取相应的预防和矫正措施。	5	4	3	2	1
安全防护	在实践过程中，把婴幼儿的安全放在首位，能采取适当的安全防护行为。	5	4	3	2	1
关怀意识	具有关怀意识，在操作过程中，注意婴幼儿的活动体验。	5	4	3	2	1
自我小结						

推荐阅读

1. 赵青.0–3岁婴幼儿卫生与保育[M].北京：北京师范大学出版社，2021.

2. 孟亭含.婴幼儿卫生与保健[M].上海：同济大学出版社，2018.

3. 杨君.如何为幼儿创设良好的心理健康教育环境[C].中国管理科学文献，2008.

项目小结

0~3岁是婴幼儿身心迅速发展的关键期，保教工作者需要了解心理健康判定的标准，掌握保健要点，及时发现心理问题，及早干预，细心呵护、精心照顾，为婴幼儿创设良好的物质环境和精神环境，以促进婴幼儿心理健康发展。与此同时，保教工作者需要与家长密切合作，共同促进婴幼儿健康发展。

思考练习

1. 婴幼儿心理健康的标准有哪些？

2. 如何科学开展婴幼儿心理保健工作？

3. 结合托育机构的经历，谈谈婴幼儿出现说谎的原因是什么？如何干预？

实践实训

以四人或五人为一组，结合托育机构的经历，小组合作编制一份婴幼儿心理健康常见问题行为的矫正方案（含判断的标准、问题的表现、矫正的措施、矫正的目标等）。

项目四

托育机构的卫生与保健

项目目标

知识目标：

1. 了解托育机构的一日生活制度流程。
2. 掌握托育机构一日生活流程各环节的卫生要求。
3. 了解托育机构的其他卫生保健制度。
4. 掌握其他卫生保健制度的具体要求。

技能目标：

1. 能够完成托育机构一日生活的操作。
2. 能够说出其他卫生保健制度中的具体要求，并尝试完成。

情感目标：

1. 萌发对婴幼儿托育工作的热爱，具有良好的职业规范和操守。
2. 对托育机构的卫生与保健工作持以科学严谨的态度。

学习重难点

学习重点：

1. 掌握托育机构一日生活环节和其他卫生保健制度的各项要求。
2. 能基于理论知识，按照科学原则制订一日生活流程。

学习难点：

明晰并掌握托育机构卫生保健的各项制度及具体要求。

思维导图

- 托育机构的卫生与保健
  - 托育机构一日生活流程
    - 晨(午)检的卫生要求
    - 晨间活动的卫生要求
    - 配奶、辅食的卫生要求
    - 进餐的卫生要求
    - 如厕的卫生要求
    - 午睡的卫生要求
    - 离园的卫生要求
  - 常见问题行为及预防
    - 体格检查制度
    - 疾病预防与管理制度
    - 消毒制度
    - 膳食管理制度
    - 卫生保健登记和统计制度

任务一

托育机构一日生活流程

任务描述

科学安排婴幼儿的睡眠、进餐、活动、游戏等每个生活环节，可以使他们学习时精力集中，吃饭时食欲旺盛，游戏时精力充沛，睡眠时安稳香甜，提高一日生活中各环节的效率，同时还能防止疲劳，促进体内各器官协调活动，健康成长。本任务主要根据婴幼儿的年龄特点，科学安排婴幼儿的睡眠、进餐、游戏等每个生活环节的意义、依据及要求，为托育机构工作者制订科学合理的生活流程提供帮助。

(1)小组讨论，完成工作表单1。

(2)分析材料《某托育机构一日生活流程表》，完成工作表单2。

(3)学习文件《托育机构保育指导大纲(试行)》《托育机构设置标准(试行)》和《幼儿园工作规程》，完成工作表单3。

任务准备

1.明确讨论主题、任务与内容。

2.分组，5~8人一组，选定小组长或主持人。

3.选择讨论地点，排列座位，座位围成圆圈式或马蹄形。

任务实施

工作表单1

小组讨论

婴幼儿托育机构一日生活流程包括哪几个主要环节？每个环节的卫生要求是什么？

托育机构一日生活流程及卫生要求	
主要环节	卫生要求

续表

托育机构一日生活流程及卫生要求	
主要环节	卫生要求

工作表单2

材料分析

以下是某托育机构不同月龄段的一日生活安排：

A:×月~×月		B:×月~×月		C:×月~×月	
7:30~8:30	入园+适量早餐	7:00~7:30	居家喂养（180ml~200ml）	7:00~7:30	居家喂养（180mL~200mL）
8:30~9:50	户外活动	7:30~8:00	入园+适量早餐	7:30~8:00	入园
9:50~10:00	早点（奶量150mL）	8:00~9:00	户外活动	8:00~9:00	户外活动
10:00~12:00	室内互动、被动操	9:00~9:30	早点	9:00~9:30	喂养（150mL）
12:00~12:50	中餐	9:30~11:30	户外活动	9:30~10:30	小睡
12:50~14:30	小睡	11:30~12:00	辅食1	10:30~11:30	室内互动、被动操
14:30~15:00	午点	12:00~12:30	活动	11:30~12:00	辅食1
15:00~17:00	活动	12:30~15:00	小睡	12:00~12:30	活动
17:00~17:30	晚餐	15:00~15:30	喂养（150mL）	12:30~15:00	小睡
17:30	离园	15:30~17:00	活动	15:00~15:30	喂养（150mL）
20:00~20:30	居家喂养（180mL-200mL）	17:00~17:30	辅食2	15:30~17:00	活动
20:30~21:00	睡觉	17:30	离园	17:00~17:30	辅食2

续表

A:×月~×月		B:×月~×月		C:×月~×月	
		20:00~20:30	居家喂养（180mL~200mL）	17:30	离园
		20:30~21:00	睡觉	20:00~20:30	居家喂养（180mL-200mL）
				20:30~21:00	睡觉

请阅读后思考：A、B、C三份一日生活流程表分别对应哪个月龄段（7~12个月、13~24个月、25~36个月）？请结合政策文件（如《托育机构保育指导大纲（试行）》）、理论知识说明你的分析理由。

表单	对应同龄段	理由
A		
B		
C		

托育机构保育指导大纲（试行）

托育机构设置标准（试行）

幼儿园工作规程

工作表单3

文件学习

对比学习《托育机构保育指导大纲(试行)》《托育机构设置标准(试行)》和《幼儿园工作规程》,请写出幼儿园和托育机构的区别(如对象、内容、性质等)。

名称	幼儿园	托育机构
服务对象		
服务内容		
服务性质		
其他		

任务分析

托育机构的卫生保健制度是托育机构开展系统、规范、科学托育工作的制度保障。卫生保健制度的制订需基于婴幼儿的生理和心理发展特点,为婴幼儿的身心发育保驾护航。因此,了解托育机构的一日生活流程和其他卫生保健制度,掌握它们的具体卫生要求,将为后续学习和科学完成托育工作提供指导。

学习支持

一、托育机构一日生活各环节的卫生要求

(一)晨(午)检

在婴幼儿早晨入园、中午起床时,应通过一问、二摸、三看、四查进行健康状况的观察。如婴幼儿入园时,要向家长或婴幼儿了解当日身体健康情况、奶量,询问近日有无外来人员接触史等。摸一摸婴幼儿的额头、手心,了解有无发热现象,可疑发热者要测量体温。看婴幼儿面色和精神状态,看婴幼儿咽喉、腮部有无异常。注意皮肤是否有皮疹(面部、耳后、颈部)。检查婴幼儿口袋中有无携带不安全的物品等。需要注意的是,针对乳儿班还不会走路的婴儿,应将其放置于保健室婴儿床内进行晨检。

(二)晨间活动

晨间活动有助于婴幼儿的大脑皮层尽快进入兴奋状态,但运动量要适量。

活动前查看场地是否安全，观察婴幼儿的衣服是否合适，鞋带是否系好。在活动时，照护者不得随意离开，要全神贯注地关注每一位婴幼儿，以免发生安全事故。若是婴儿，在无风的天气里露出其手腕、脚踝，实施日光浴，要避免让阳光直射眼睛，每次日晒30~60分钟。

（三）配奶、辅食

配奶。《托育机构婴幼儿喂养与营养指南（试行）》规定，托育机构应尽量为6~24月龄婴幼儿提供母乳喂养的支持。譬如，按照要求设立喂奶室或喂奶区域，配备相关设施设备，并做好哺乳记录。对于需要母乳喂养的婴幼儿，照护者需提前将母乳从冷冻柜中取出，放置于冷藏柜中解冻，待冻奶充分融化后倒入奶瓶内，再将奶瓶放置于温奶器中，并设置45℃恒温。对于人工喂养的婴幼儿，照护者需在配奶间按要求完成配奶，注意奶温不宜过高，以滴在手臂上感觉不烫为宜。

辅食。如果婴幼儿在园需要喂辅食，托育机构应按照月龄和婴幼儿的具体特点进行配置，也可以由家长提供，照护者负责喂给婴幼儿。

（四）进餐

1.餐前准备。

照护者应用消毒抹布为餐桌消毒。照护者首先要引导婴幼儿洗手，接着营造安静、舒适的就餐环境，如播放轻柔音乐，维持良好的秩序。环境嘈杂，情绪兴奋紧张，会抑制摄食中枢进而影响消化吸收。

2.进餐组织。

饮食需要定时定量。进餐时不催促婴幼儿，对于吃得慢的可采取先进餐的措施，对于吃得快的婴幼儿则可以提醒其细嚼慢咽。注意培养良好的进餐习惯，不偏食、不挑食、保持桌面和地面干净、安静吃饭、有需要举手示意。此外，注意观察婴幼儿所发出的饥饿或饱足信号，及时恰当回应，不强迫喂食。

3.餐后整理。

照护者帮助并引导婴幼儿完成进餐后的餐具归类整理，组织婴幼儿进行餐后擦嘴、漱口、洗手，以及饭后活动。

（五）如厕

对于乳儿班（6~12个月）的婴儿来说，换尿布是一种日常的常规，换尿布既是一种社交体验，又是一种日常护理。在换尿布过程中，照护者和婴儿有着更亲密的互动。由此，班级应设置换尿布的区域，尿布台以及流动冲水区域。照护者需遵循换尿布的标准流程，在更换时注意：与婴儿进行亲密互动；告知其换置流程，邀请其配合；更换时观察婴儿的皮肤状态，是否有红疹、皮肤擦伤、过敏现象。对于托小班(12~24个月)的婴幼儿来说,照护者需要帮助他们形成排便规律,学坐便盆。对于托大班(24~36个月)的婴幼儿来说,照护者需要培养他们主动如厕的习惯。

(六)午睡

1.睡眠时间。

足够的睡眠有利于婴幼儿身体各器官得到充分休息,对其健康和生长发育具有非常重要的作用。婴幼儿的年龄与其睡眠时间是成反比的,即年龄越小,所需睡眠时间越长。此外,睡眠时间还需要根据季节来做适当调整,即夏季可适当延长,冬季适当缩短。托育机构每天应安排1~2次睡眠,1.5岁以内的婴幼儿每天上下午各睡眠一次,1.5岁以上每天睡眠1~2次。

2.睡前准备。

(1)睡眠环境创设

为婴幼儿安排合适的睡床,婴儿不用安排枕头,但睡床要有围栏。睡前应开窗通风,保持空气流通,室温保持在26~28℃、安静、无亮光刺眼。气温超过28℃可开窗睡觉。

(2)睡前避免不同刺激

睡前不宜吃过多的食物,以免造成心脏的负担,当然也不能空腹睡觉;睡前不宜喝太多水,以免小便次数多影响睡眠质量。此外,应该给予如厕提醒;睡前不宜开展紧张、刺激、兴奋的活动。

(3)平定情绪

睡前不宜大声斥责婴幼儿,应使婴幼儿情绪稳定,安静愉快地入睡。此外,也可以开展一些较平静的活动,如散步、听音乐、念儿歌等。

3.睡中管理。

(1)纠正睡姿

很多婴幼儿在睡觉时会存在一些不正确的睡眠姿势和睡眠习惯。婴幼儿期的睡姿应以侧卧位和仰卧位为主,严禁俯卧位入睡,俯卧位会影响婴幼儿呼吸,严重者会导致窒息。

(2)巡回观察睡眠情况

婴幼儿的健康问题有时会在睡眠过程中得到一定的体现。譬如肠道寄生虫会刺激肠道神经,反射作用会引起婴幼儿咬牙。因此,照护者要随时巡回观察婴幼儿的睡眠情况,观察其体表症状和行为,及时给予解决。

(3)照顾个体差异性

个体的差异性也体现在个体睡眠状态的差异上。因此要在不影响其他婴幼儿睡眠的情况下，给予部分不愿意睡觉或者醒得较早的婴幼儿特殊的照顾。

(七)离园

婴幼儿离园时，照护者需要组织较为安静的活动并整理婴幼儿的私人物品，对婴幼儿在园情况与家长进行交流，最后实施离园后的卫生清洁。

二、活动实施

宝贝的尿不湿

更换尿不湿

活动目的

熟悉更换尿不湿的步骤，提高学生对婴幼儿生活照料的能力。

活动方式

1. 学习掌握更换尿不湿的步骤和注意事项。

2. 利用仿真婴儿模型完成更换尿不湿的操作。

(1)脱下使用过的脏尿不湿，用湿纸巾擦拭后用温水冲洗婴儿的屁股。接着使用干净柔软的毛巾擦干屁股并涂上护臀霜。清洁完之后不要着急给婴儿换新的尿不湿，而是要等护臀霜完全吸收后再穿尿不湿。值得注意的是，擦拭屁股时要由前往后擦拭。

(2)打开新的尿不湿并区分前后。有腰贴的是在后面，短的在前。在放置尿不湿的时候，背部部分要比腹部高一些，以防止尿液从背部渗出。

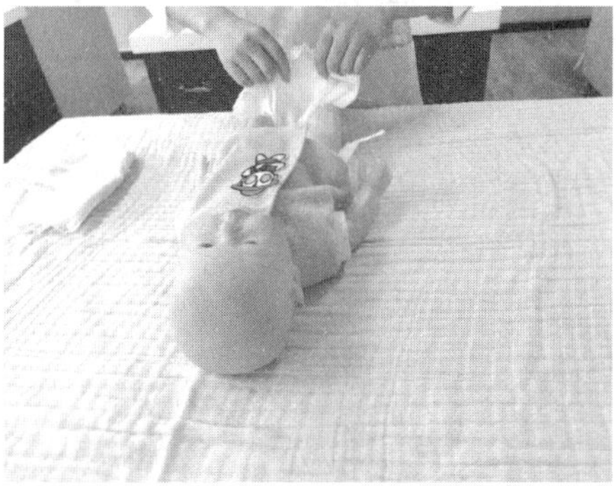

图4-1　脱下尿不湿

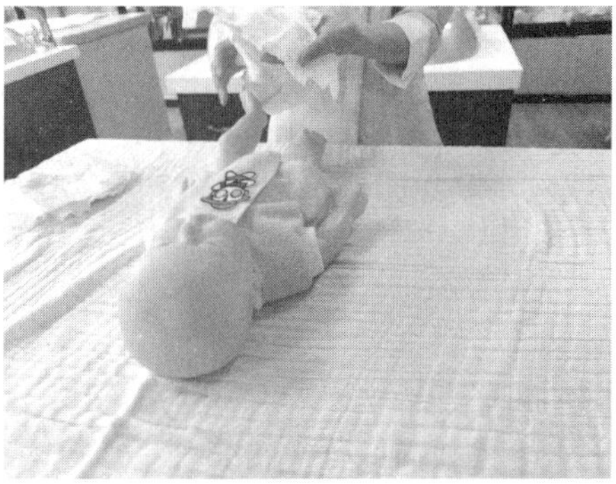

图4-2　展开全新尿不湿

(3)将婴儿放平，握住婴儿双脚，确保尿不湿能垫在婴儿屁股正中。需要注意的是提起婴儿双脚这个动作不能太高，否则会使得背部悬空，伤到脊椎。正确的做法是轻轻用手托起婴儿屁股即可。

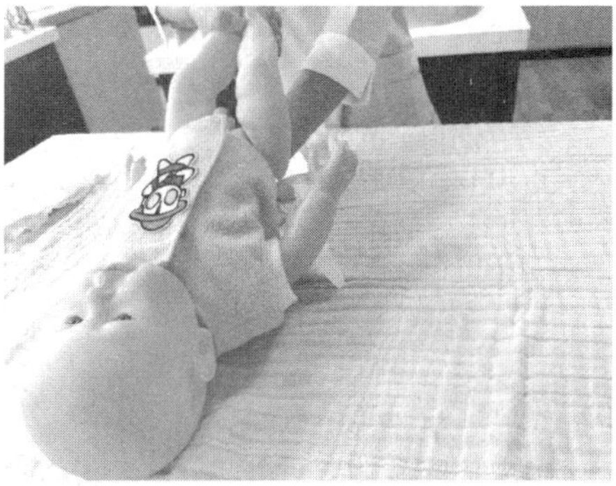

图4-3　穿戴尿不湿

(4)放下婴儿双脚,撕开腰贴贴向尿不湿前端(一般都有标记),不要过紧或过松即可。需要留意粘贴后,腰部、腿部松紧要适宜,以能容下1根手指最佳。最后,需要调节腰部和腿部的褶边,防止尿液渗出。

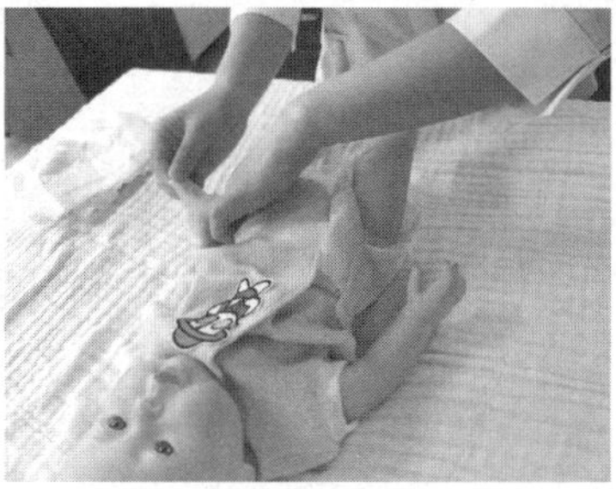

图4-4 整理尿不湿

宝贝的保健操(7~12月)

活动目的

婴儿保健操是增进婴儿运动的一种形式,有利于婴儿在愉快情绪中有节拍的活动,使婴儿机体的各部位得到锻炼,加强肌肉和骨骼的发育,同时也能促进大脑的发育与成熟,培养节奏感。

活动步骤

1.起坐运动

将婴儿双臂轻轻拉向胸前,双手距离与肩同宽。轻轻引领婴儿,使其背部离开床面,注意不要用力过猛,尽量让婴儿借助拉力自己坐起来。

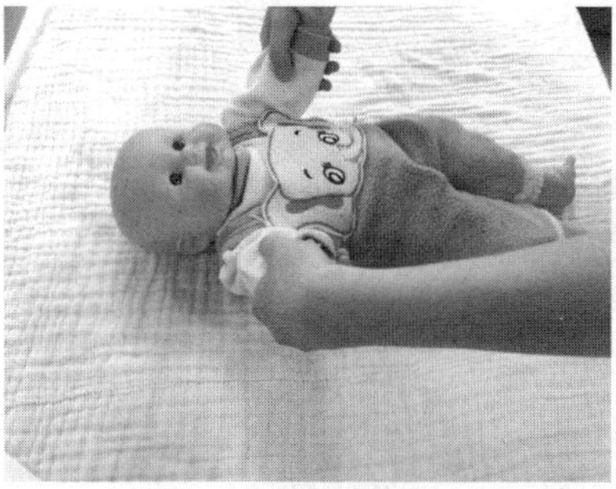

图4-5 起坐运动1

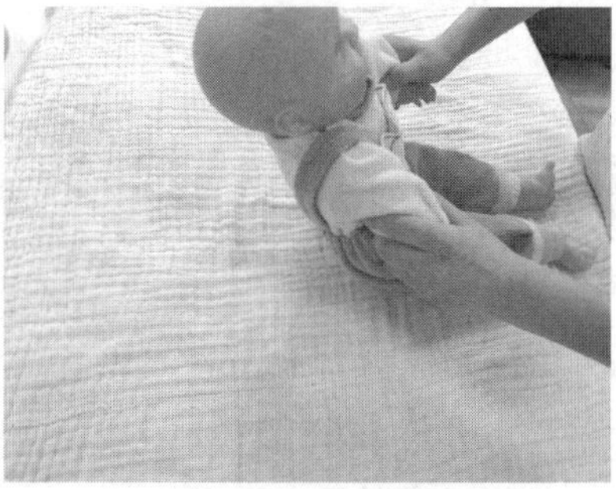

图4-6 起坐运动2

2.提腿运动

让婴儿俯卧,照护者双手握住其双腿,将婴儿双腿向上抬起成推车状。随着月龄增大,可让婴儿尝试双手支撑起头部。

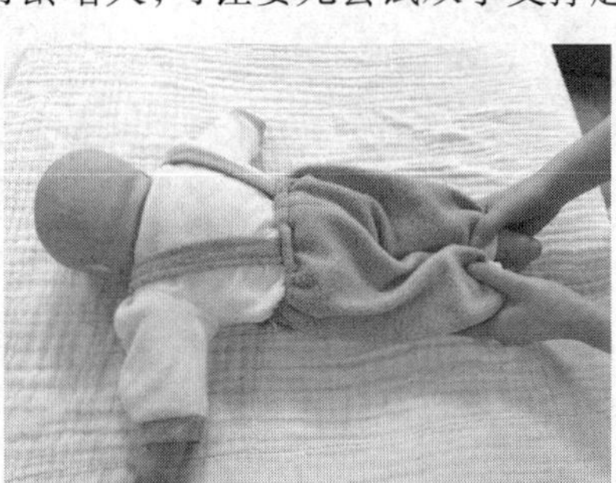

图4-7 提腿运动1

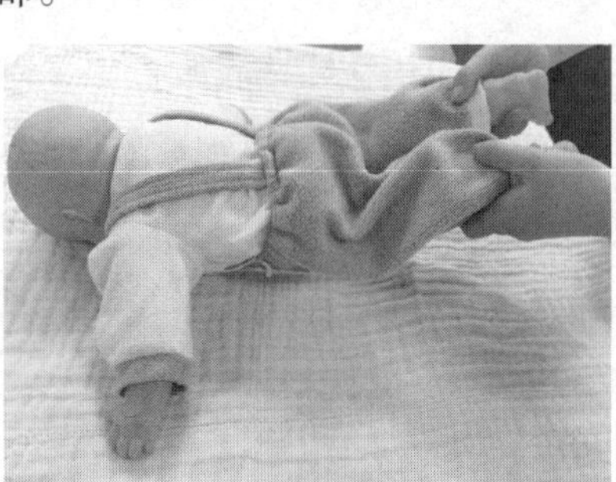

图4-8 提腿运动2

3.挺胸运动

让婴儿俯卧，照护者双手托住婴儿腰部或腋下，使其腹部挺起成桥形。

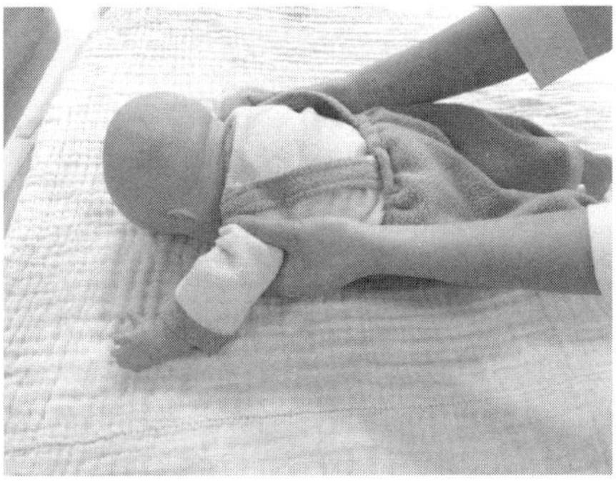
图4-9 挺胸运动1

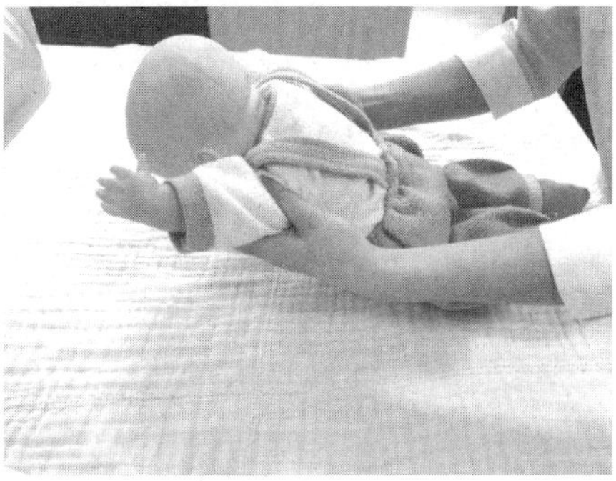
图4-10 挺胸运动2

4.游泳运动

让婴儿仰卧，照护者双手托住其胸腹部，使婴儿悬空，做来回摆动，并鼓励婴儿活动四腰，做游泳动作。然后复原。

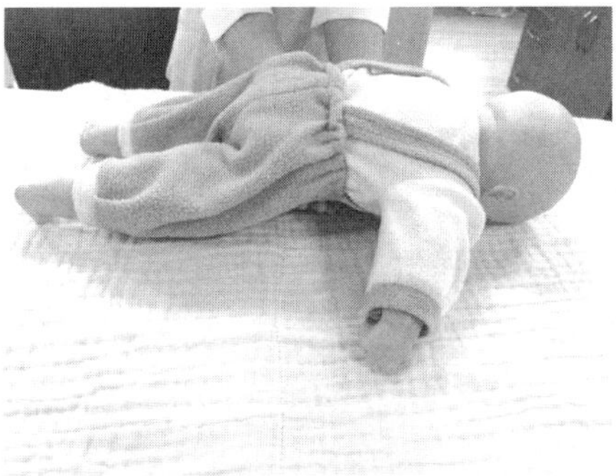
图4-11 游泳运动1

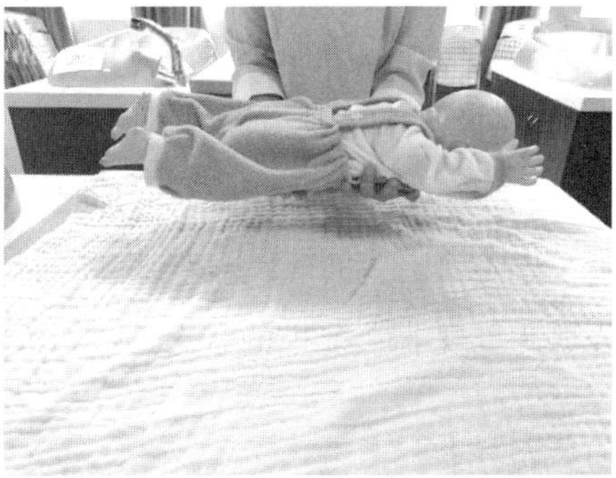
图4-12 游泳运动2

5.跳跃运动

让婴儿和照护者面对面站立，照护者双手扶住其腋下，把婴儿托起离开床面，轻轻跳跃。重复2个8拍。

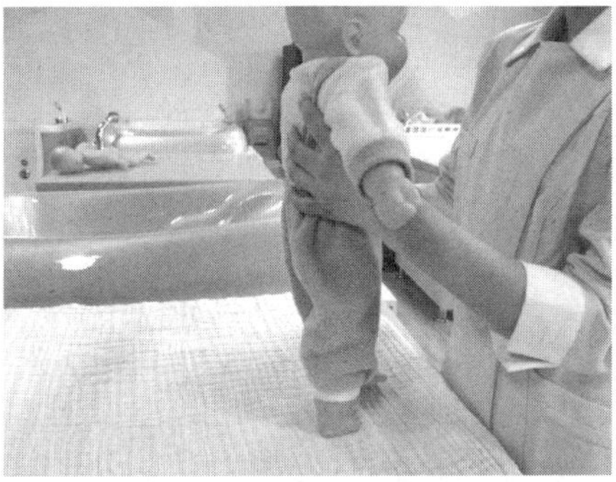
图4-13 跳跃运动1

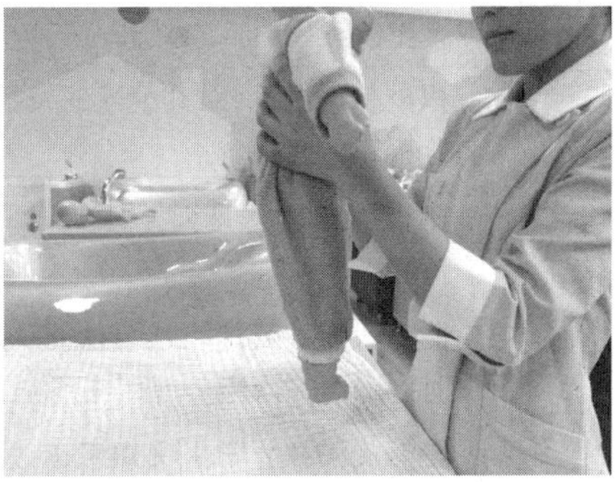
图4-14 跳跃运动2

6.提走运动

让婴儿站立，照护者在其背后，扶住婴儿腋下、前臂或手腕。让婴儿学走路，重复2个8拍。

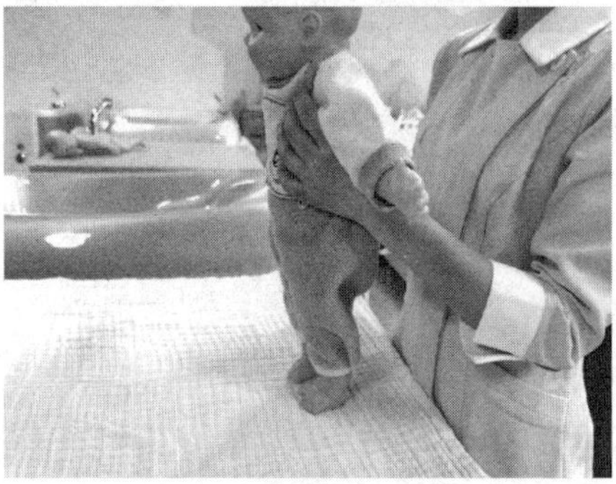
图4-15 提走运动1

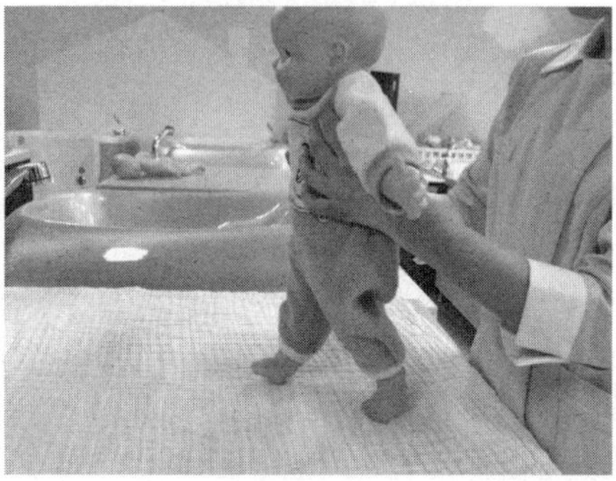
图4-16 提走运动2

活动注意事项

1.接受此项动作训练的婴儿，最好先进行专业的健康检查。

2.针对性地增加较弱部分的运动训练次数，同时根据婴儿的体力适当增减节拍，但最多不超过4个8拍。

3.最好在两餐之间或充分休息后进行训练。

4.运动中，动作尽量达到一定的幅度，但不宜强迫婴儿，以防止婴儿受伤。若婴儿呈现非常抗拒的状态，则应该立即停止。

任务评价

一、教学评价

主题	内容	优秀	良好	一般	较差	很差
学习态度	能准时参加全部课程，按时提交作业，及时查阅教师上传的学习材料。	5	4	3	2	1
专业知识	了解托育机构一日生活流程，掌握托育机构一日生活流程的具体要求。	5	4	3	2	1
研讨精神	积极参与讨论，对其他人的发言能提出合理的分析和见解。	5	4	3	2	1
团队协作	能很好地融入课堂小组讨论，共同推进学习进程。	5	4	3	2	1
沟通交流	能够清晰准确地表达自己的观点，与他人交流时态度语气恰当。	5	4	3	2	1
人文素养	能够关注教育学人文知识，有意识地树立职业精神。	5	4	3	2	1

续表

主题	内容	优秀	良好	一般	较差	很差
信息素养	会检索常见的教育学专业文献数据库，主动阅读文献。	5	4	3	2	1
实践应用	能准确描述托育机构一日生活流程，能根据一日生活的原则和依据，制订一份科学的一日生活流程。	5	4	3	2	1
自我小结						

二、企业评价

主题	内容	优秀	良好	一般	较差	很差
专业能力	掌握托育机构一日生活流程及具体要求。	5	4	3	2	1
规范操作	根据一日生活的原则和依据，制订合理、科学、可实施的一日生活流程。	5	4	3	2	1
安全防护	在实践过程中，把婴幼儿的安全放在首位，能采取适当的安全防护行为。	5	4	3	2	1
关怀意识	具有关怀意识，在操作过程中，注意婴幼儿的活动体验。	5	4	3	2	1
自我小结						

任务二

托育机构的卫生保健制度

任务描述

健全且执行良好的卫生保健制度是防止和控制各种传染病在托育机构发生和流行,保证婴幼儿身心健康成长的必要条件。卫生保健工作是托育机构中一项非常重要的工作,是实现托育机构教养目标和管理目标的重要方面,历来受到党和政府的重视。本任务主要讲述了托育机构的体格检查制度、疾病预防与管理制度、消毒制度、膳食管理制度,以利于大家全面了解托育机构的卫生保健制度。

(1)小组讨论,完成工作表单1。

(2)分析案例,完成工作表单2。

(3)小组讨论,完成工作表单3

(4)扫码观看视频,完成工作表单4。

(5)扫码阅读,完成工作表单5。

任务准备

1.明确讨论主题、任务与内容。

2.分组,5~8人一组,选定小组长或主持人。

3.选择讨论地点,排列座位,座位围成圆圈式或马蹄形。

任务实施

工作表单1

小组讨论

晨检制度是托育机构预防疾病的重要手段,无论是医护人员还是保健人员均需熟练掌握晨检的技能。晨检包括哪几个步骤?每个步骤的具体要求是什么?

晨间步骤	具体要求

工作表单2

案例分析

最近正值诺如病毒高发时期，班上突然有一位婴幼儿由于不舒服呕吐了，保育员王老师见状立即到卫生间拿起拖把，快速将地上的呕吐物处理干净，并喷上了消毒液。

请问，王老师的做法对吗？为什么？

是否正确	理由

工作表单3

小组讨论

1.托育机构发生一例手足口病患儿，该病患已送至医院治疗，请简述园区内应该采取哪些消毒措施？

2.消毒时的个人防护物品有哪些？

3.具体消毒对象有哪些？

工作表单 4

视频

正确的呼吸道异物排出方法

婴幼儿被食物或异物阻塞气道，通常表现为突然呛咳、不能发声、不会哭、喘鸣、呼吸急促、皮肤发紫，严重者可迅速出现意识丧失，甚至呼吸心跳停止。此时对海姆立克急救法的熟练掌握非常必要。

请你观看视频后列出海姆立克急救法的详细步骤。

工作表单 5

思考

0~4 岁儿童安全清单

请在阅读《0~4 岁儿童安全清单》后，区分 0~6 个月和 7~12 个月婴儿在“窒息和气道阻塞预防”方面的表现和对应的安全提示。

窒息和气道阻塞预防		
年龄段	表现	安全提示
0~6个月		
7~12个月		

任务分析

一切为保证婴幼儿身心正常发育和健康成长而实施的各种措施都称为卫生保健工作。卫生保健工作在托育机构工作中具有特别重要的意义，它是托育机构管理工作不可缺少的重要组成部分。托育机构的卫生保健工作，不同于其他教育阶段的卫生保健工作，这是由婴幼儿月龄特点及身心发展特点决定的。通过了解托育机构的常规卫生保健制度，掌握各个制度的具体要求，对今后托育工作有着重要指导作用。

学习支持

一、体格检查制度

（一）入托健康检查

婴幼儿在入托前应到妇幼保健机构进行一次健康检查，以了解婴幼儿的生长发育情况和健康状况，鉴定其是否适合过集体生活，并预防其将传染病带入托育机构。

1. 体检结果3个月内有效，体检率达100%。

2. 婴幼儿离开托育机构3个月以上，返回时须重新体检。

（二）定期健康检查

1岁以内婴儿，每3个月检查一次，1岁时进行一次总的健康评价；1~3岁每半年检查一次，3岁时做一次总的健康评价。其中，0~1岁每年进行4次身高（身长）、体重测量，1~3岁每年2次；0~3岁每年进行2次血色素检查。

（三）晨检

晨检是指每天婴幼儿入园时，须在园门口接受接送教师、各班教师的观察和咨询，此环节即称晨检。

晨检一般包括“一问、二摸、三看、四查”。

一问。向家长或婴幼儿了解当日身体健康情况，询问近日有无外来人员接触史等。

二摸。摸婴幼儿的额头、手心，了解有无发热现象，可疑发热者要测量体温。

三看。看婴幼儿面色和精神状态，看婴幼儿咽喉、腮部有无异常，看皮肤是否有皮疹（面部、耳后、颈部）。

四查。检查婴幼儿口袋中有无携带不安全的物品等。检查婴幼儿痊愈后可返园的有关资料。

(四)全日健康观察

1.对婴幼儿进行全日健康观察,内容包括精神、食欲、睡眠、体温、活动、大小便等,并做好观察及处理记录。

2.卫生保健人员每日深入班级巡视1次,及时了解缺勤婴幼儿及其缺勤原因,发现患病、疑似传染病婴幼儿应当尽快隔离并与家长联系,及时到医院诊治,并追访诊治结果。

(五)工作人员健康检查

托育机构工作人员在上岗前须到医疗机构进行健康检查,取得托育机构工作人员健康合格证后方可上岗。《托儿所幼儿园卫生保健工作规范》中规定,凡有发热、腹泻、流感、活动性肺结核等症状或疾病者须离岗,治愈后须持县级以上人民政府卫生部门指定的医疗卫生机构出具的诊断证明和托育机构工作人员健康合格证方可上岗,且每年应进行一次健康检查。在岗工作人员若患有精神性疾病,应当立即调离托育机构。

二、疾病预防与管理制度

(一)传染病预防与管理制度

对传染病的预防工作采取早预防、早发现、早报告、早隔离、早治疗的综合预防措施,清除或阻断传染病的传染源、传染途径,并及时保护易感人群。在预防工作中切实做好以下几个环节的工作:

1.做好经常性消毒隔离工作。婴幼儿使用的奶具、茶杯、餐具、便盆及生活设施每天清洗消毒,茶杯、餐具做到餐餐消毒,不吃剩饭剩菜,防止食源性疾病的发生。

2.做好计划免疫工作。婴幼儿必须全程、足量、按期接受计划免疫,以增强其机体对常见传染病的免疫力,并建立计划免疫接种手册,对因故漏种的要及时补种。

3.加强晨检及全日观察工作,发现疑似症状的婴幼儿或工作人员要设立临时隔离室,并做好患病婴幼儿班级其他婴幼儿的医学观察工作。

4.在传染病流行期间,做好预防工作。发现传染病后及时向防疫部门报告,及时隔离传染源,对接触者进行预防和检疫,对班上采取各项有效的消毒隔离措施。在检疫期间不并班,不串班,各班工作人员固定,病人隔离期满后,须有医疗单位证明,方可回园。

(二)常见疾病预防与管理制度

加强婴幼儿常见疾病的防治,可以通过采取综合性措施(营养、锻炼、疾病预防、护理等)来降低发病率。注意做好体弱婴幼儿(经常反复发作呼吸道、消化道感染儿，患有佝偻病、营养不良、哮喘病、先天性心脏病的婴幼儿，早产儿等)的专案管理，加强个体重点保健。

三、消毒制度

(一)消毒方法

1. 物理消毒法。

物理消毒法是利用物理因素作用于病原微生物将之杀灭或清除的方法。

(1)天然消毒法

天然消毒法是利用自然条件进行消毒的方法，通风换气能排除部分或全部的病原体，但不能有效地杀灭病原体。阳光下曝晒3~6小时，可杀死附着在衣服、被褥等物品表面的病原体，在直射光下能很快将流感、百日咳、流行性脑脊髓膜炎、麻疹等病原体杀死。

(2)煮沸法

把被消毒的物品全部浸入水中，加热煮沸。一般致病菌在煮沸1~2分钟后即可被杀死；甲型或乙型肝炎病毒和一些细菌，则需要煮沸30分钟才能杀死。

(3)紫外线消毒法

每次消毒30分钟以上，必须在无人的情况下，避免紫外线对人眼睛和皮肤的灼伤，消毒后要开窗通风，驱散残留臭氧后才可进入室内。

2. 化学消毒法。

(1)煤酚皂溶液(来苏水)

为带有酚臭味的红褐色油状液体，呈强碱性。可用3%~5%浓度的来苏水浸泡用具消毒。

(2)漂白粉

干粉可用于尿及稀便的消毒；0.2%~1%的漂白粉澄清液可用于用具、家具、便盆的消毒。澄清液的配制方法：取漂白粉200克，放入桶中，先加少量水调成糊状，然后再加水(共1000毫升)，搅匀，即得20%的漂白粉原液。用时再稀至一定的浓度。漂白粉溶液要避光、避热保存，有效期为4天。漂白粉不能用于对有色织物或金属物品的消毒。

(3)石灰

肠道传染病人粪便可用10%~20%的石灰乳剂消毒。1份粪便加2份石灰乳，消毒4小时，即可杀灭病菌。

(4)过氧乙酸

0.1%的过氧乙酸可用于玩具、饭桌等的定期消毒；发生菌痢时，则用0.2%的过氧乙酸擦拭消毒；发生肝炎时，应用0.5%的过氧乙酸消毒。过氧乙酸溶液的配制:将市场出售的20%的过氧乙酸作为100%计算,配制0.1%的过氧乙酸,取药加水999份混合制成,其他浓度依此类推。过氧乙酸溶液应避光、避热保存。①

(二)托育机构的消毒

1.生活用品的消毒。

(1)桌椅消毒

婴幼儿使用餐桌前采用一次清水、一次消毒液、一次清水消毒。

(2)餐具、奶具消毒

婴幼儿用过的餐具、奶具要及时清洗,每日煮沸消毒一次,每次15~20分钟,煮毕取出后,要注意保洁。此外,还可以按照产品说明书使用消毒柜进行消毒。

(3)厕所消毒

厕所要清洁通风,随时清扫,做到无异味,每日中午、晚上用来苏水清洁地面,春秋夏季每天离园后喷洒灭蚊药。

(4)毛巾消毒

擦嘴毛巾(每人一巾)每餐一消毒,擦手毛巾每日一消毒,可使用蒸煮法、曝晒法和消毒剂消毒法。蒸煮法:煮沸消毒15分钟或蒸汽消毒10分钟;曝晒法:放置于阳光下直接照射,时间不少于6小时,不要相互叠夹;消毒剂消毒法:使用次氯酸钠类消毒剂进行消毒,使用浓度为有效氯400mg/L浸泡消毒20分钟,消毒后将残留消毒剂冲净。

(5)饮水机消毒

每日晨间使用二氯异氰尿酸钠的消毒液擦拭消毒柜和饮水机。

2.玩教具消毒。

(1)玩具

根据玩具的不同性质,选择不同的消毒方法,如阳光曝晒或消毒液浸泡。耐热的木制玩具可在开水中煮沸10~15分钟;塑料和橡胶玩具可采用消毒液浸泡,每周用含有效氯500mg/L的消毒液浸泡一次30分钟,并晒干;毛绒玩具可在阳光下曝晒4~6小时。

(2)图书

图书要每两周翻晒一次,每次4~6小时。

3.其他。

(1)空气消毒

保持室内空气流通,每天开窗通风2次,每次10~15分钟。婴幼儿教室、活

①张兰香,潘秀萍,学前婴幼儿卫生与保健[M].北京:北京师范大学出版社,2016.

动室每天用紫外线灯消毒一次(无人时),按照每立方米1.5瓦计算紫外线杀菌灯的灯管需要量,每次1小时,紫外线灯每周擦一次浮尘,以免影响消毒效果。

(2)呕吐物或排泄物消毒

病人的呕吐物、排泄物要消毒后倒掉,以免污染环境。菌痢病人的粪便要用相当于粪便量1/20的漂白粉拌匀,消毒2小时。肝炎病人的粪便要用相当于粪便量1/5的漂白粉拌匀,消毒2小时。[①]

(3)便盆、坐便器与皮肤接触部位、盛装吐泻物的容器

使用次氯酸钠类消毒剂进行消毒,使用浓度为有效氯400~700mg/L,浸泡或擦拭消毒30分钟,消毒后将残留消毒剂冲净后控干或晒干存放。

四、膳食管理制度

1.托育机构要建立膳食管理会(园领导、食堂工作人员、家委会、保健人员),定期开会研究婴幼儿伙食问题。

2.托育机构食堂必须严格执行《中华人民共和国食品安全法》,必须取得卫生许可证。

3.食堂应有《餐饮服务许可证》,炊事人员须有健康证明方可上岗,在上岗前必须经过婴幼儿营养及烹饪知识的专业培训。

4.食堂工作人员每年体检一次,凡患有传染病的工作人员应立即离岗治疗。

5.根据婴幼儿的营养需要,按年龄、季节和膳食费用并按照带量食谱要求选购食物。

6.工作人员上班时应穿戴整洁的工作衣帽,并保持个人卫生。接触食品前应洗净双手,禁止穿工作服如厕,各项操作符合要求。

7.按要求做好食品留样工作,不购进、不加工腐烂变质、有毒、有害、超过保质期的食物。

8.按照婴幼儿膳食营养的要求制订带量食谱,每1~2周更换一次。

五、卫生保健登记和统计制度

托育机构应建立健全各类记录、登记、统计制度。包括出勤、晨午检、预防接种、膳食管理、卫生消毒、常见病、营养疾病、传染病、安全检查、意外事故等各类记录表。此外,托育机构还应建立各类健康档案,如工作人员健康合格证、婴幼儿入园健康检查表、婴幼儿转园健康检查表等。有条件的托育机构还可利用计算机软件对婴幼儿体格发育、营养评估等进行管理。以上工作记录和健康档

①张兰香,潘秀萍,学前婴幼儿卫生与保健[M].北京:北京师范大学出版社,2016.

案应当真实、完整、字迹清晰。工作记录应当及时归档，至少保存3年。

六、活动实施

气道异物阻塞急救法（1岁以下）

活动目的

熟练掌握1岁以下海姆立克急救法的步骤，提高应急处理意识和能力。

活动方式

1.掌握1岁以下海姆立克急救法的步骤，并能熟练操作。

2.利用仿真婴儿模型完成海姆立克急救法。

方法一：拍背法

施救者一只手托住婴幼儿颧骨两侧，手臂微微贴紧婴幼儿胸腹，另一只手托住婴幼儿脖颈，翻转头，微微朝下，手掌并拢，掌根冲击背部5次，观察异物有无排出；如若异物没有排出，则继续实施方法二。

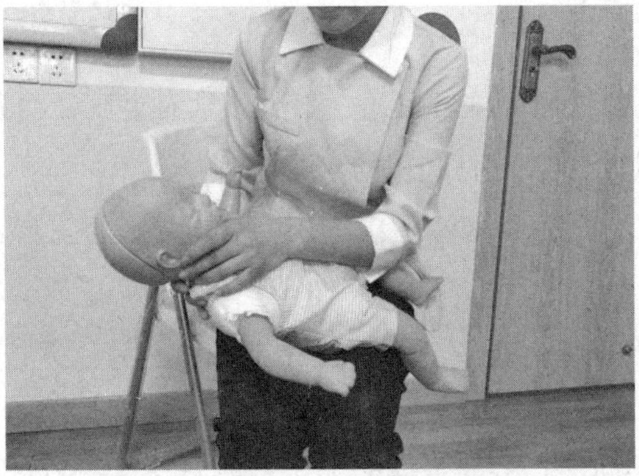

图4-17　拍背法

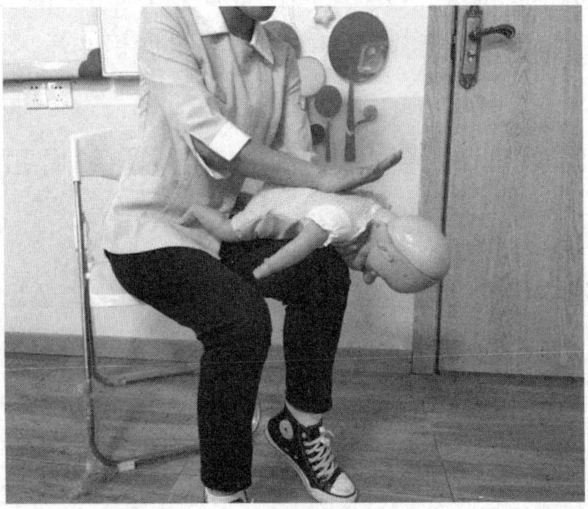

图4-18拍背法

方法二：推腹法

施救者一只手托住婴幼儿脖颈并翻转，头微微朝下，食指、中指位于婴幼儿两骨头中点连线，倾斜推击5次，观察异物有无排出；如异物没有排出，重复以上两种方法，直至异物完全排出。

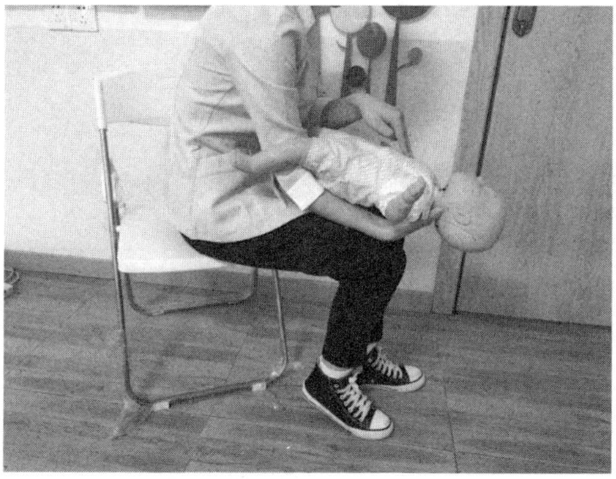

图4-19 推腹法

任务评价

一、教学评价

主题	内容	优秀	良好	一般	较差	很差
学习态度	能准时参加全部课程，按时提交作业，及时查阅教师上传的学习材料。	5	4	3	2	1
专业知识	了解托育机构的其他卫生保健制度，掌握其他卫生保健制度的具体要求。	5	4	3	2	1
研讨精神	积极参与讨论，对其他人的发言能提出合理的分析和见解。	5	4	3	2	1
团队协作	能很好地融入课堂小组讨论，共同推进学习进程。	5	4	3	2	1
沟通交流	能够清晰准确地表达自己的观点，与他人交流时态度语气恰当。	5	4	3	2	1
人文素养	能够关注教育学人文知识，有意识地树立职业精神。	5	4	3	2	1
信息素养	会检索常见的教育学专业文献数据库，主动阅读文献。	5	4	3	2	1
实践应用	能准确描述托育机构卫生保健制度及其具体要求，并能进行操作。	5	4	3	2	1
自我小结						

二、企业评价

主题	内容	优秀	良好	一般	较差	很差
专业能力	掌握托育机构的其他卫生保健制度及具体要求。	5	4	3	2	1
规范操作	根据托育机构的其他卫生保健制度及具体要求,进行适当的操作。	5	4	3	2	1
安全防护	在实践过程中,把婴幼儿的安全放在首位,能采取适当的安全防护行为。	5	4	3	2	1
关怀意识	具有关怀意识,在操作过程中,注意婴幼儿的活动体验。	5	4	3	2	1
自我小结						

推荐阅读

1. 文颐.0–3岁婴儿的保育与教育[M].北京:高等教育出版社,2016.

2. 金扣干,文春玉.0–3岁婴幼儿保育[M].上海:复旦大学出版社,2012.

3. 赵青.0–3岁婴幼儿卫生与保育[M].北京:北京师范大学出版社,2021.

项目小结

婴幼儿的生长发育过程也是一个受教育的、学习的过程。因此组织好婴幼儿的一日生活对其生长发育和全面发展具有重要意义。合理的一日生活流程不仅能为婴幼儿的成长提供有效的制度保障,同时也能帮助托育工作者科学地完成托育工作。

托育机构卫生保健制度是托育机构卫生保健工作有效开展的保障。为了给婴幼儿创建安全卫生、符合标准的成长环境,促进其全面发展,托育机构依据国家相关卫生法律法规的要求和不同月龄段婴幼儿生长发育的特点,建立了诸多科学的制度。

思考练习

一、选择题

1. 室内环境尽量保持空气流通每日至少开窗通风(　　)次,每次至少(　　)分钟。在不适宜开窗通风的季节可以用紫外线进行消毒,消毒时间(　　)分钟。

A.1　10~15　10~20　　B.2　10~20　30~60

C.2　10~15　30~60　　D.1　10~20　10~20

2. 挤出的母乳存放至干净的容器或特备的“乳袋”,可以在常温下安全保存(　　)小时,冰箱冷藏4℃存储不超过(　　)小时,冷冻-20℃保存(　　)个月。喂养前用温水加热至40℃左右。

A.3~4　48　2~3　　B.1~2　48　2~3

C.3~4　24　2~3　　D.1~2　24　2~3

二、判断题

1. 紫外线消毒的时间不少于半小时。(　　)

2. 冬季天气寒冷,不要让幼儿到户外活动,预防感冒发生。(　　)

3. 在外伤的处理过程中,首先要将伤口用纸处理干净。(　　)

4. 夏季开空调时不用开窗,省电。(　　)

三、简答题

1. 婴幼儿入园时,托育机构应当查验哪些内容?

2. 晨间检查的内容包括?

3. 托育机构可以根据家庭的实际需求,提供哪些形式的服务内容?

4. 手足口病如何预防？

实践实训

利用到托育机构进行行业实践的机会，体验不同月龄婴幼儿班级的一日生活流程，并完成一份实践反思。

项目五

托育机构建筑、设备与用具卫生

项目目标

知识目标：

1. 了解托育机构物质环境构成。

2. 了解并基本掌握托育机构房舍、场地的卫生要求。

3. 掌握托育机构常用设备与用具的卫生要求。

技能目标：

1. 能根据托育机构物质环境的相关知识，尝试进行初步的环境创设。

2. 能够结合托育机构中设备和用具的相关卫生要求进行操作。

情感目标：

1. 培养学生对婴幼儿的热爱及责任心。

2. 以认真负责的态度看待托育机构中设备和用具的相关卫生要求。

学习重难点

学习重点：

1. 掌握托育机构的环境卫生要求。

2. 能够结合托育机构中设备和用具的相关卫生要求进行操作。

学习难点：房舍内采光和照明，家具卫生的卫生要求。

思维导图

- 托育机构建筑、设备与用具卫生
  - 托育机构的建筑卫生
    - 托育机构地址的选择
    - 托育机构内部环境的卫生要求
  - 托育机构的设备与用具卫生
    - 玩具的卫生
    - 图书与文具的卫生
    - 运动器械的卫生
    - 桌椅的卫生
    - 橱柜的卫生

任务一

托育机构的建筑卫生

任务描述

托育机构的环境创设一定要保证安全、卫生，区域划分要合理，服务于家长和婴幼儿。因此本项目主要了解托育机构选址的卫生要求以及各功能区的合理布局，为托育工作者开展相关工作提供参考和依据。

1. 查阅资料，总结托育机构选址的卫生要求，完成工作表单1。

2. 小组讨论，根据相关知识对各功能区进行布置，完成工作表单2。

任务准备

1. 明确讨论主题、任务与内容。

2. 分组，5~8人一组，选定小组长或主持人。

3. 选择讨论地点，排列座位。座位应围成圆圈式或马蹄形。

任务实施

工作表单1

资料收集

查阅资料，总结托育机构选址的卫生要求。

功能区	卫生要点
接待区	
母婴室	
教育活动室	
活动场所	
游乐活动区	
卫生间	
茶水间	

工作表单2

小组讨论

小组讨论，根据相关知识对各功能区进行布置。

功能区	布置要点
接待区	
母婴室	
教育活动室	
活动场所	
游乐活动区	
卫生间	
茶水间	

任务分析

重视环境的教育价值，创造健康、舒适的物质环境，会大大增强托育机构教养活动的实际效果。因此，掌握托育机构选址的卫生要求，了解各功能区的合理布置并且能够根据相关知识对各功能区进行布局，对于托育工作者来说是非常必要的。

学习支持

一、托育机构地址的选择

目前，我国十分重视托育机构的发展与管理，2019年国家卫生健康委员会发布文件《托育机构设置标准（试行）》，给出了托育机构在进行选址的注意事项。

托育机构功能布局、建筑设计、设施设备等应当以保障安全为先，且符合下列要求：

（一）托育机构应当有自有场地或租赁期不少于3年的场地。

（二）托育机构的场地应当选择自然条件良好、交通便利、符合卫生和环保要求的建设用地，远离对婴幼儿成长有危害的建筑、设施及污染源，满足抗震、防火、疏散等要求。

（三）托育机构的建筑应当符合有关工程建设国家标准、行业标准，设置符合标准要求的生活用房，根据需要设置服务管理用房和供应用房。

（四）托育机构的房屋装修、设施设备、装饰材料等，应当符合国家相关安全质量标准和环保标准，并定期进行检查维护。

（五）托育机构应当配备符合婴幼儿月龄特点的家具、用具、玩具、图书和游戏材料等，并符合国家相关安全质量标准和环保标准。

（六）托育机构应当设有室外活动场地，配备适宜的游戏设施，且有相应的安全防护设施。在保障安全的前提下，可利用附近的公共场地和设施。

（七）托育机构应当设置符合标准要求的安全防护设施设备。

二、托育机构内部环境的卫生要求

托育机构中要有足够的室内空间，有配套的各种功能房。房屋要保证通风、采光良好。室内地面要防滑，墙面采用安全装饰材料，墙角要防撞，窗台、门要固定安全，防止婴幼儿碰撞，不宜选用大面积玻璃幕墙。

（一）活动场所

托育机构的活动场地应宽敞、舒适、明亮，保证人均在4m²以上，这样才能够保证婴幼儿有足够的活动空间；室内地面应铺设不易滑倒且易于清洁的材料，可硬木质地板或塑胶地板；墙面要有安全防护，墙体1m以下做软包处理，活动室应尽量满足隔音的要求，避免相互干扰；要配有足够的配套游乐设施；各活动区域之间的通道要安全、相近和方便；电源插口安装在墙体1.6m以上的位置；顶棚吊顶，在不同方位安装吸顶式音响，用于播放音乐或通知。

（二）主题教育活动区

托育机构应设立各种功能室，如多功能室、美工室、科学发展室、生活室等。功能室内设施要安全，地面防滑，电源插口安装在距离地面1.6m以上位置；建筑材料要防燃，各功能室均要有消防安全通道。各功能室每天开窗通风，在传染病流行期间做好消毒工作。

（三）游乐活动区

托育机构应准备有安全、卫生并且有利于婴幼儿感知、运动能力发展的中小型玩具，如软体滑梯、秋千等。活动区地面要铺软体地垫，颜色为暖色调，注意保证软体地垫硬度，不要太软。制订游乐区须知一份，贴在醒目的位置。为了保证婴幼儿身心健康发展，托育机构还应创设不同功能特点的游乐活动区域，如比较适合较小年龄段的婴幼儿的游乐区域，他们多以安静操作或休息为主。

（四）母婴室

母婴室是独立为母亲和孩子准备的房间，面积应在10m²以上，不宜过大或过小。母婴室房间的玻璃应做磨砂处理，门要求有锁。由于托育机构服务群体的特殊性，应开设母婴休息专区，便于较小婴儿的休息及哺乳，更加人性化的服务会让家长倍感亲切。母婴室可设有微波炉一台、婴儿床一张、双人沙发一张。

（五）接待区

接待面积应有50m²左右，并分设几个区域：前台接待区、换鞋区、洽谈区、休闲区等。接待区应备有饮水机及相应报纸、书刊。接待台准备计算机1台、若干办公用品，内设灯光。

（六）测评室

测评室面积约为10m²为宜，主要用于教师对婴幼儿最近的生长发育做一些系统的测试。测评室布置应简洁、温馨。墙体颜色柔和、淡雅，要求以暖色调为主；室内需进行无角化处理；地面为亚麻油地板即可；墙面张挂介绍婴幼儿测评注意事项的展板和婴幼儿发展成长量表。

（七）卫生间

卫生间要以婴幼儿的需求为主，更加体现人性化设计。卫生间分为男卫生间和女卫生间，地面采用防滑地砖。设置高低两个洗手台，婴幼儿洗手台要根据婴幼儿的一般高度制作，婴幼儿与家长的洗手台旁边放置烘干机。应当设置坐便器，坐便器应选取专供婴幼儿使用的，但台阶不应太高，并且男女卫生间里坐便器应做两个大小不同的。家长和婴幼儿的不要分开，由家长陪同会让婴幼儿有安全感。卫生间墙体应装饰可爱的小动物或自然风景；卫生间应设有婴幼儿整理台，方便为婴幼儿换衣服或尿布。

（八）茶水间

茶水间应配备饮水机或开水炉，且放置在婴幼儿接触不到的地方；应配备微波炉、冰箱等，以方便为婴儿冲调奶粉或加热食物。

三、活动实施

传球

活动目的

1.促进幼儿大动作的发展。

2.训练幼儿手眼协调能力。

活动准备

1.与幼儿脑袋大小差不多的球。

2.空旷的场地。

活动内过程

第一步：家长坐在离幼儿一两步远的距离，轻轻将球滚到幼儿脚边，然后鼓励幼儿把球滚回来。

第二步：幼儿熟练后，慢慢扩大与他的距离。同样，家长也可以试着将球轻柔地弹给幼儿，再让他弹回来。

任务评价

一、教学评价

主题	内容	优秀	良好	一般	较差	很差
学习态度	能准时参加全部课程，按时提交作业，及时查阅教师上传的学习材料。	5	4	3	2	1
专业知识	掌握托育机构选址的卫生要求；了解各功能区的合理布置。	5	4	3	2	1
研讨精神	积极参与讨论，对其他人的发言能提出合理的分析和见解。	5	4	3	2	1
团队协作	能很好地融入课堂小组讨论，共同推进学习进程。	5	4	3	2	1
沟通交流	能够清晰准确地表达自己的观点，与他人交流时态度语气恰当。	5	4	3	2	1
人文素养	能够关注人文知识，有意识地树立职业精神。	5	4	3	2	1
信息素养	会检索常见的托育专业文献数据库，主动阅读医学文献。	5	4	3	2	1
实践应用	能够根据相关知识对各功能区进行布置。	5	4	3	2	1
自我小结						

二、企业评价

主题	内容	优秀	良好	一般	较差	很差
专业能力	掌握托育机构选址的卫生要求及各功能区的合理布置要求。	5	4	3	2	1
规范操作	根据相关知识对各功能区进行布置。	5	4	3	2	1

续表

主题	内容	优秀	良好	一般	较差	很差
安全防护	在实践过程中，把婴幼儿的安全放在首位，能采取适当的安全防护行为。	5	4	3	2	1
关怀意识	具有关怀意识，在操作过程中，注意婴幼儿的活动体验。	5	4	3	2	1
自我小结						

任务二

托育机构的设备与用具卫生

任务描述

婴幼儿游戏活动的开展应在婴幼儿健康状态下进行。使用的玩具应该是安全且符合婴幼儿身心特点的。

1. 收集资料，个人思考，总结托育机构设备和工具的卫生要点。

2. 小组讨论，根据婴幼儿月龄不同，使用不同玩教具设计不同的亲子游戏。

任务准备

1. 明确讨论主题、任务与内容。

2. 分组，5~8人一组，选定小组长或主持人。

3. 选择讨论地点，排列座位。座位应围成圆圈式或马蹄形。

任务实施

工作表单1

材料收集

个人思考，总结托育机构设备和工具的卫生要点。

类别	卫生要点
玩具	
图书与文具	
运动器械	
桌椅	

工作表单2

小组讨论

小组讨论，根据婴幼儿月龄不同，使用不同教玩具设计不同的亲子游戏。

月龄	游戏目的	游戏玩法

任务分析

托育机构设备、用具是婴幼儿游戏和学习的必备物品，若不符合卫生标准、卫生要求或管理不当，会为婴幼儿带来伤害。因此，掌握托育机构设备和工具的卫生要点，能够根据婴幼儿月龄使用不同玩教具设置合理的亲子游戏对于托育工作者来说是非常必要的。

学习支持

托育机构的设施要符合婴幼儿生理、心理的特点，无论是桌椅还是大型玩具或教具都应使婴幼儿保持适宜的体位，避免影响婴幼儿正常呼吸、血液循环和骨骼发育。托育机构的设备和用具应坚固、耐用，无毛刺及尖锐棱角，不掉色、掉漆，便于洗刷、消毒，对婴幼儿健康和生命没有危害。

一、玩具的卫生

玩具是婴幼儿游戏和生活的必需物品。婴幼儿身边的玩具如果不符合卫生要求和卫生标准，将对婴幼儿产生伤害甚至导致疾病。因此，在选择和管理玩具时必须符合卫生要求。

（一）无毒

托育机构选用玩具时应考虑制作材料的无毒性。

婴幼儿常将玩具放入口中，有毒材料制作的玩具会对其健康造成伤害，如含有未充分缩合的酚和醛的酚醛塑料、加大量有毒增塑剂的聚氯乙烯塑料等用作玩具材料，会被唾液溶出，所以不应选用这类材料制成的玩具。

玩具所涂颜料含有的铅、汞、砷及其他有毒物质都必须低于有关卫生指标，在有色颜料上还应涂抹2~3层透明漆，以形成牢固的保护薄膜。颜料和透明漆都必须无臭无味，不溶于唾液、胃液和水。

（二）安全

托育机构选用的玩具应是安全的，对婴幼儿的身体容易产生危害的玩具应禁止。

玩具的表面应光滑，无尖刺、无裂缝。玩具不应有棱角或锯齿。如果金属玩具破损后出现锐利的棱角，必须经过处理之后才能使用。

玩具的小零件如娃娃的眼睛、螺丝、钉子等应牢固，不易脱落，体积过小的串珠、拼板等玩具不宜选用，以免婴幼儿误吞或放入鼻中、耳中。有些玩具在可玩性上不适合婴幼儿阶段，如喷水手枪等，这些玩具对婴幼儿的眼睛直接造成威胁，同时对小肌肉还没发育完善的婴幼儿而言，很难去控制，因此托育机构不应购买。

此外，玩具应结实耐用。容易损坏的玩具不仅容易造成经济损失，而且会影响婴幼儿的活动，甚至给婴幼儿的身体和心理健康造成潜在的危害。

（三）易于清洁和消毒

玩具使用频率高，容易脏，需要定期清洗和消毒。一般来说，聚乙烯塑料玩具最容易清洗，经过太阳曝晒即可达到消毒目的。其他玩具可根据材料性质，用温水清洗，或用0.2%的漂白粉溶液浸泡，或选择湿布或酒精棉擦拭，或选用爆蒸煮等方法清洁消毒。

二、图书与文具的卫生

婴幼儿常使用的文具主要为笔、颜料及纸张等，这些文具及图书都应符合卫生标准和卫生要求。

婴幼儿的图书以图片为主，适当配以文字说明。书中的图画要形象生动、线条清晰、颜色鲜明、大小合适，并具有一定的对比和反差，但不要对视觉产生过分的刺激。婴幼儿在进行绘画或阅读婴幼儿读物时，托育机构工作人员应注意把握好婴幼儿绘画及看书的时间，应注意培养婴幼儿看书的良好卫生行为和习惯，如保持眼、手距离，不宜过于疲劳，掌握正确的看书姿势和方法。同时，要定期擦拭清洁图书，若有破损及时修补，残破和脏污严重的及时废弃。

婴幼儿使用的各种笔、绘画颜料、橡皮泥等均不应含有毒成分。笔杆上的涂料应是不易脱落、不溶于水的薄膜。笔杆的粗细、长短及轻重应适合不同年龄阶段婴幼儿手部肌肉、关节及骨骼发育的特点。使用的纸张应是白色或浅色的，要结实、耐用、不反光。

托育机构的黑板最好使用磁性黑板，既平整、无裂缝、不反光，又使用方便、卫生。在使用时，要注意粉笔颜色、字号、教具与黑板颜色之间的反差度并避免反光，以便婴幼儿能看得见及看得清。若使用一般性黑板，应尽可能使用湿的抹布拭去粉笔印迹，以免让婴幼儿吸进粉笔灰。

三、运动器械的卫生

婴幼儿的运动多以发展动作为主，运动器械按大小可分为大型体育器械和小型体育用具。大型体育器械有攀登架、溜溜板、压板、滚筒、浪船、滑梯、秋千、转椅、投掷架等；小型体育用具有木马、手推车、沙包、哑铃、各种球体等。

运动器械的高矮、大小、坡度等均应适合婴幼儿身心发展的特点，促进婴幼儿动作的平衡性、协调性及灵敏性。运动器械应坚固、耐用、安全，便于修理和保养。应指定专人定期检查维修。大型运动器械一般安置在草坪上，并有专门的保护措施，如设有沙坑或软垫，以确保婴幼儿的安全。

四、桌椅的卫生

托育机构的桌椅是供婴幼儿游戏、学习、进餐、喝水使用的。符合卫生要求的桌椅能培养婴幼儿良好的坐姿，防止脊椎弯曲异常及近视眼的形成，与婴幼儿身体的健康发育有着密切的关系。

（一）桌椅的尺寸

桌椅的尺寸是按照婴幼儿的身高及上下肢的比例等因素确定的。适宜的椅高应与婴幼儿小腿长度相适应，使婴幼儿就座时脚掌能平放在地板上，大小腿成直角。桌椅过高或过低都容易使婴幼儿坐姿不稳定，引发疲劳的产生。

适合的桌椅高度差应以婴幼儿坐高的1/3为适，这样婴幼儿在就座时双臂能自然平放在桌面上，背部能伸直。若高度差过大，会使婴幼儿在就座时耸肩或单肩提高，易造成脊柱异常弯曲；若高度差过小，则会使婴幼儿上体过度前倾，易形成驼背。

（二）桌椅的颜色

桌椅的颜色会对室内光线和婴幼儿的心理状态产生影响。如果颜色不适合，不仅影响室内光线的明亮度，还会使婴幼儿产生视觉疲劳，进而导致情绪不稳定。因此，婴幼儿桌椅的颜色要遵从光线原理以及从婴幼儿心理学方面去考虑，尽量选择色调浅淡、柔和，又能给人宁静、舒适、安定感的色彩，如浅米色、原木色等。注意不使用白色，因为不易清洁且容易反光，会对婴幼儿的眼睛产生较强的光刺激，损伤眼睛。

（三）桌椅的安全及管理

桌椅的外表、内里及婴幼儿手可触及的地方，均不得有锐利的棱角、毛刺及五金部件露出的锐利尖端。桌椅的涂层、漆膜不能含有有毒物质。桌椅的重量要适中，以便婴幼儿自己安全搬运。

桌椅应经常擦拭，因为婴幼儿桌椅常用于不同活动。尤其是进餐的桌子，在每次使用前均应使用专门的抹布进行擦拭并进行必要的消毒，以保证婴幼儿进餐时的卫生。同时，还要注意根据婴幼儿身高的变化不断调整桌椅，使之始终适应婴幼儿的生长发育和需要。

五、橱柜的卫生

托育机构活动室内应设有玩具柜、教具柜、鞋柜、书包柜等。主要供婴幼儿使用的橱柜，其高矮及深度应适合婴幼儿的身材，以便婴幼儿自己取放和整理物品。同时，为了在室内给婴幼儿留下更多的活动空间和避免碰撞，活动室不应设置过多的家具，可将橱柜等设置在墙内。

橱柜在设计和制作时，要注意避免可能伤害婴幼儿的棱角，最好制成小圆角；橱柜的表面应光滑，避免有木刺或钉子露出；橱柜应敦实，重心较低，为避免底下积压灰尘，可以直接落地。

除了物质环境的卫生，环境设置对婴幼儿心理卫生的影响也是不可忽视的一个方面。例如，色彩对婴幼儿的心理和行为活动起着一定的作用。鲜亮的色彩如红色、橙色，可以刺激婴幼儿的心理活动，有效提高婴幼儿的敏感性和创造力。但是，如果长时间在这种色彩中生活，会使婴幼儿神经紧张，甚至产生暴力倾向；又如蓝色等冷色调色彩可以使婴幼儿保持安静、平和的心态，但长时间接触可能会造成婴幼儿抑郁内向的心理。

在托育机构建筑设计中，有些设计片面重视高亮、高纯度色，采用简单大面积高亮色涂抹的设计方法；还有些设计过于追求色彩的丰富，杂乱无章的配色容易对婴幼儿视觉造成刺激，造成视觉混乱，对婴幼儿心理的刺激作用也是消极的。

环境对婴幼儿成长会产生诸多方面的影响，有积极影响，同时也会带来相应的负面影响。通过科学的环境设计，可以趋利避害，使托育机构更好地满足婴幼儿发展的需要，有效发挥环境在婴幼儿成长中的积极作用。

六、活动实施

小马过河

适合年龄

1~3岁的婴幼儿。

游戏目的

利用适龄的教玩具巩固婴幼儿走的能力，促进身体的协调性和躯体的平衡性。

游戏方式

第一步：用一个长度适中、宽度为20~25cm的木板作为小桥。

第二步：把木板放在地上，让婴幼儿在木板上走。

第三步：在婴幼儿熟练行走后增加难度，让婴幼儿手抱玩具或头顶一本书在木板上走；还可以把木板的一头架高，让婴幼儿从高处往低处走。

任务评价

一、教学评价

主题	内容	优秀	良好	一般	较差	很差
学习态度	能准时参加全部课程，按时提交作业，及时查阅教师上传的学习材料。	5	4	3	2	1
专业知识	掌握托育机构设备和工具的卫生要点。	5	4	3	2	1
研讨精神	积极参与讨论，对其他人的发言能提出合理的分析和见解。	5	4	3	2	1
团队协作	能很好地融入课堂小组讨论，共同推进学习进程。	5	4	3	2	1
沟通交流	能够清晰准确地表达自己的观点，与他人交流时态度语气恰当。	5	4	3	2	1
人文素养	能够关注人文知识，有意识地树立职业精神。	5	4	3	2	1
信息素养	会检索常见的托育专业文献数据库，主动阅读医学文献。	5	4	3	2	1
实践应用	能够根据婴幼儿月龄不同，使用不同教玩具设计不同的亲子游戏。	5	4	3	2	1
自我小结						

二、企业评价

主题	内容	优秀	良好	一般	较差	很差
专业能力	掌握托育机构设备和工具的卫生要点。	5	4	3	2	1
规范操作	根据托育机构设备和工具的卫生要点对托育机构进行实操。	5	4	3	2	1
安全防护	在实践过程中，把婴幼儿的安全放在首位，能采取适当的安全防护行为。	5	4	3	2	1
关怀意识	具有关怀意识，在操作过程中，注意婴幼儿的活动体验。	5	4	3	2	1
自我小结						

推荐阅读

1.麦少美,高秀欣.学前卫生学[M].上海:复旦大学出版社,2020.

2.张兰香,潘秀萍.学前儿童卫生与保健[M].北京:北京师范大学出版社,2016.

项目小结

托育机构的建筑卫生介绍了托育机构园址的选择、园内布局和各室的卫生要求以及室内的采光、照明和通风等内容,便于同学们了解如何为婴幼儿创立一个安全且符合卫生要求的托育环境。

托育机构的设备与用具卫生主要介绍了玩具、图书与文具、运动器械、桌椅、橱柜的卫生标准和要求,便于同学们在今后的工作中发现和消除对婴幼儿有可能造成危害的潜在因素,保障婴幼儿健康成长。

思考练习

1.如何选择托育机构的地址?

2.托育机构应如何选择玩具?

3.托育机构的运动器械应符合哪些要求?

实践实训

到托育机构实地考察,对照所学知识,看看托育机构的建筑和设备中哪些是符合要求的,哪些方面是需要改进的,并完成实践报告。

参考文献

1. 崔萍等 . 新编临床疾病规范化护理指南[M]. 长春 : 吉林科学技术出版社，2018.

2. 易宵,冯永娜 .0–3 岁婴幼儿卫生与保健[M]. 镇江 : 江苏大学出版社，2021.

3. 张兰香,潘秀萍 . 学前儿童卫生与保健[M]. 北京 : 北京师范大学出版社，2011.

4. 郦燕君 . 学前儿童卫生保健[M]. 北京 : 高等教育出版社，2007.

5. 文颐,程敏 . 婴儿社会性指导活动设计与组织[M]. 北京:科学出版社，2015.

6. 康松玲,许晨宇 .0–3 岁婴幼儿抚育与教育[M].2 版 . 北京:北京师范大学出版社，2020.

7. 中公教育教师招聘考试研究院编 . 学科专业知识·学前教育[M]. b北京 : 世界图书出版公司，2014.

8. 王萍 . 学前儿童保育学[M]. 北京 : 清华大学出版社，2018.

9. 吴光驰 . 儿童营养与生长发育[M]. 北京 : 中国协和医科大学出版社，2010.

10. 孟亭含 . 婴幼儿卫生与保健[M]. 上海 : 同济大学出版社，2018.

11. 杨君 . 如何为幼儿创设良好的心理健康教育环境[C]. 中国管理科学文献，2008.

12. 文颐 .0~3 岁婴儿的保育与教育[M]. 北京 : 高等教育出版社，2016.

13. 赵青 .0–3 岁婴幼儿卫生与保育[M]. 北京 : 北京师范大学出版社，2021.

14. 张徽 . 幼儿卫生与保健[M]. 上海 : 华东师范大学出版社，2014.

15. 高秀欣，王小萍 . 幼儿卫生学[M]. 北京 : 人民邮电出版社，2015.